栄　西

喫茶養生記

全訳注　古田紹欽

講談社学術文庫

学術文庫版のまえがき

本書は一九八二年、刊行になった。ここに時代の要請に応えて版を新たにして刊行することになった。

この機会により多くの人々に改めて読まれる所以となるならば、著者にとってこんな嬉しいことはない。

二〇〇〇年七月

松ヶ岡文庫にて

古田紹欽

目次

凡　例

一　原文は漢文であり、本書では現代語訳の後に収めた。

一　原文の読み下し文、注釈、現代語訳の順に配して読解に資するようにした。

一　底本には、「書林友松堂小川源兵衛」の刊記のある安永本を用い、段落分け・改行を行ない、句読点を補った。

一　底本の字句を改めた時は、括弧に入れて示したが、明らかな誤り及び他の諸本により容易に見分けられる誤りは一々記さなかった。

一　漢字は、常用漢字表にあるものは同字体表により、それ以外のものは現行普通の字体に改めた。

一　読み下し文の仮名づかいは、慣習により歴史的仮名づかいとしたが、振り仮名については現行の仮名づかいとした。

一　読み下し文の字句で難解と思われるもの、引用、背景のあるものには、対応する字句に番号を付し、読み下し文の後にその字句をゴチックで表記して注釈を施した。

一　現代語訳を行なうに当たっては、原文の意義を損わない限り、できるだけ現代の日常生活語をも取り入れて平易を心がけた。

栄西　喫茶養生記

喫茶養生記　読み下し文

喫茶養生記の序

入宋求法前権僧正法印大和尚位(1)　栄西録す

茶は養生の仙薬なり。延齢の妙術なり。山谷之《これ》を生ずれば其の地神霊《しんれい》なり。人倫《じんりん》之を採れば其の人長命なり。天竺《てんじく》、唐土、同じく之を貴重す。我が朝日本、亦《また》嗜愛す。古今奇特の仙薬なり。摘まずんばある可からず。謂《いわ》く、劫初《ごっしょ》(2)の人は天人と同じ。今の人漸く下り、漸く弱く、四大(3)五臓(4)朽ちたるが如し。然らば、針灸《しんきゅう》も並《ならび》に傷《やぶ》り、湯治《とうじ》も亦或は応《おう》ぜざるか。若《も》し此の治方を好《よ》しとせば、漸く弱く、漸く竭《つ》きん。怕《おそ》れずんばある可からざるか。

昔しは医方添削《てんさく》せずして治《なお》す。今人は斟酌《しんしゃく》すること寡《すくな》きか。伏して惟《おもんみ》れば、天、万像《ばんしょう》を造るに、人を造るを貴《たっと》しとなす。人、一期《ご》を保つに、命を守るを賢しとなす。其の一期を保つの源は、養生に在り。其の養生の術を示すに、五臓を安んず可し、五臓の中心の臓を王とせむか。心の臓を建立するの方、茶を喫する是れ妙術なり。厥《それ》、心の臓弱きときは、則《すなわ》ち五臓皆病を生ず。

寔《まこと》に印土《いんど》の耆婆《ぎば》(5)往いて二千余年、末世の血脈《けちみゃく》誰か診《み》むや。漢家の神農《しんのう》(6)隠れて三千余歳、近代の薬味誰か理《り》せむや。

然れば則ち、病相を詢《と》ふに人無く、徒《いたずら》に患ひ徒に危きなり。治方を請ふにも悞《あやまり》有り。空《むな》しく灸し、空しく損ず。

偸《ひそか》に聞く、今世の医術は則ち、薬を含みて、心地を損ず、病と薬と乖《そむ》くが故なり。灸を帯して身命を夭《よう》す。脈と灸と戦ふが故なり。(7)如《し》かず、大国の風を訪《たず》ねて、以て近代の治方を示さむには、仍って二門を立てて末世の病相を示し、留めて後昆《こうこん》に贈り、共に群生《ぐんじょう》を利せむと云ふのみ。

時に建保二年甲戌歳春正月日叙す。

喫茶養生記　巻上

入宋求法前権僧正法印大和尚位　栄西録す

第一　五臓和合門

第二　遣除鬼魅《けんじょきみ》(8)門

第一、五臓和合門とは、尊勝陀羅尼《そんしょうだらに》破地獄法秘鈔《はじごくほうひしょう》(9)に云く、「一に肝臓は酸味を好む。二に肺臓は辛味を好む。三に心臓は苦味を好む。四に脾臓は甘味を好む。五に腎臓は鹹《かん》(10)味を好む。

又五臓を以て五行木火土金水也に充《あ》て、五方東南西北中也に充つ」と。

肝は東なり、春なり、木なり、青なり、魂《こん》なり、眼なり。

肺は西なり、秋なり、金なり、白なり、魄《はく》なり、鼻なり。
心は南なり、夏なり、火なり、赤なり、神なり、舌なり。
脾《ひ》は中なり、四季の末[11]なり、土なり、黄なり、志《し》なり、口なり。
腎《じん》は北なり、冬なり、水なり、黒なり、相〔想〕なり、骨髄なり、耳なり。

此の五臓、味を受くること同じからず。好味多く入るときは則ち其の臓強くして、傍《かたわら》の臓を剋《こく》して、互に病を生ず。其の辛酸甘鹹《しんさんかんかん》の四味は、恒《つね》に有つて之《これ》を食ふ。苦味は恒には無きが故に、之を食はず。是の故に[12]、四臓は恒に〔強くして、心臓は恒に〕弱し。故に恒に病を生ず。

若し心臓病む時は、一切の味皆違ふ。食ふときは則ち之を吐く。動《やや》もすれば、又食せず。今、茶を喫するときは則ち心臓強くして病無きなり。知る可し、心臓病有るの時は、人の皮肉の色悪く、運命此に由つて減ずることを。日本は苦味を食はず。但し大国のみ独り茶を喫す。故に心臓病無く、亦長命なり。我が国多く痩を病む人有り、是れ茶を喫せざるの致す所なり。若し人心神《しんじん》快からざるの時は、必ず茶を喫すべし。心臓を調《ととの》へて、万病を除愈《じょゆ》す。心臓快きときは則ち、諸臓、病有りと雖も、強ひて痛まざるなり。

又五臓《ごぞう》曼荼羅《まんだら》儀軌鈔《ぎきしょう》[13]に云く、「秘密真言《ひみつしんごん》[14]を以て之を治す」と。

肝は東方の阿閦仏《あしゅくぶつ》[15]なり。薬師仏[16]なり。金剛部《こんごうぶ》[17]なり。即ち独鈷印《どっこいん》を結び、𑖝𑖿𑖨𑖯𑖾《タラフ》[18]真言を誦《じゅ》して加持《かじ》[19]すれば、肝臓は永く病無きなり。

心は南方の宝生仏[20]なり。虚空蔵[21]なり。即ち宝部なり。即ち形印を結んで𑖮𑖳𑖽《ウン》[22]真言を誦して加持すれば、心臓則ち病無きなり。

肺は西方の無量寿仏[23]なり。観音なり。即ち蓮華部なり。八葉印を結んで𑖮𑖿𑖨𑖱𑖾《キリフ》[24]真言を誦して加持すれば、肺臓は則ち病無きなり。

腎は北方の釈迦牟尼仏なり。弥勒[25]なり。即ち羯磨部《かつまぶ》[26]なり。羯磨印を結んで𑖀𑖾《アフ》[27]真言を誦して加持すれば、腎臓は則ち病無きなり。

脾は中央の大日如来なり。般若菩薩なり。仏部なり。五鈷印《ごこいん》を結んで𑖪𑖽《バン》[28]真言を誦して加持すれば、脾臓は則ち病無きなり。

此の五部の加持は則ち内の治方なり。五味養生は則ち外の療治なり。内外相《あ》ひ資《たす》けて、身命を保つなり。

其の五味とは、酸味は柑子《かんし》・橘《きつ》・柚《ゆう》等なり。辛味は姜《しょうが》・胡椒《こしょう》・高良薑《こうりょうきょう》[29]等なり。甘味は砂糖等なり。一切の食、甘きを以て性と為すなり。苦味は、茶・青木香《しょうもくこう》等なり。鹹《かん》味は塩等なり。

心臓は是れ五臓の君子なり。茶は是れ苦味の上首なり。苦味は是れ諸味の上首なり。是に因つて心臓、此の味を愛す。心臓興るときは、則ち諸臓を安んずるなり。若し人、眼に病有らば、肝臓損することを知るべし。酸性の薬を以て之を治す。耳に病有らば、腎臓損することを知るべし。鹹性の薬を以て之を治す。鼻に病有らば、肺臓損することを知るべし。辛性の薬を以て之を治す。舌に病有らば、心臓損することを知るべし。苦性の薬を以て、之を治す。口に病有らば、脾臓の損することを知るべし。甘性の薬を以て之を治す。若し、身弱く、意消する者は亦《また》、心臓の損することを知るべし。頻《しき》りに茶を喫すれば、則ち気力強く盛なり。其の茶の功《く》能《のう》、並に採調の時節、左に載す。六ケ条有り。

一、茶の名字を明かす

爾雅《じが》(30)に曰く、「檟《か》は苦茶なり。一名は荈《せん》、一名は茗《めい》。早く採る者を茶と云ひ、晩《おそ》く採る者を茗と云ふなり。西蜀《せいしょく》の人、苦茶と名づく」西蜀、国の名なりと。

又云く、「成都《せいと》(31)府は唐都(32)の西五千里外にして、諸物美なり。茶も亦美なり」と。

広州記(33)に曰く、「皐盧《こうろ》茶なり一名は、茗」と。

広州は宋都の南、五千里の外に在り。即ち崑崙国《こんろんこく》(34)と相ひ近し。崑崙国は亦天竺《てんじく》と相ひ隣る。即ち天竺の貴物、広州に伝はる。土宜(35)は、美なるに依つて、茶も亦美なり。此の州温暖にして復《また》雪霜無し。冬も綿衣を著《つ》けず。〔是の故に、茶味美なり。(36)〕茶の美なるを名づけて皐盧《こうろ》と云ふなり。

此の州は瘴熱《しょうねつ》(37)の地なり。北方の人到れば、十に九は死す。万物味美なるが故に人多く侵さる。然れば食前に多く檳榔子《びんろうじ》を喫し、食後に多く茶を喫す。客人にも強《し》ひて多く喫せしむ。身心をして、損壊《そんかい》せしめざらんが為なり。仍って檳榔子と茶とは極めて貴重す。

南越志《なんえつし》(38)に曰く、「過羅《から》(39)は茶なり、一名は茗《めい》」と。

陸羽《りくう》(40)茶経に曰く、「茶に五種の名あり、一には茶と名づけ、二には檟《か》と名づけ、三には蔎《せつ》と名づけ、四には茗《めい》と名づけ、五には荈《せん》と名づく」と。茆《ぼう》を加へて六となす。

魏王花木志《ぎおうかぼくし》(41)に曰く、「茗」と。

二、茶の形容を明かす

爾雅〔註〕(42)に曰く、「樹小にして梔子《しし》の木に似たり」と。

桐君録《どうくんろく》(43)に曰く、「茶の花の状《かたち》梔子の花の如し。其の色白し」と。

茶経に曰く、「茶は梔子の葉に似たり。花の白きこと薔薇の如し」と。

三、茶の功能を明かす

呉興記《ごこうき》(44)に曰く、「烏程県《うていけん》の西に温山あり。御荈《ごぼう》を出す」と。御は供御(45)を言ふなり、貴きかな。

宋録(46)に曰く、「此れ甘露なり。何んぞ茶茗《ちゃめい》と言はむ」と。

広雅《こうが》(47)に曰く、「其の茶を飲むは、酒を醒まし、人をして眠らざらしむ」と。

博物志《はくぶつし》(48)に曰く、「真茶を飲めば、眠りを少からしむ」と。眠りは人をして味劣《まいれつ》ならしむるを以てなり。亦《また》眠りは病なり。

神農《しんのう》の食経《しょくけい》(49)に曰く、「茶茗宜しく久しく服すべし。人をして悦志有らしむべし」と。

本草《ほんぞう》(50)に曰く、「茶の味は甘く苦く、微寒にして毒無し。服すれば、即ち瘻瘡《ろうそう》(51)無きなり。小便は利に、睡は少くし、疾渇(52)を去り、宿食《しゆくしよく》(53)を消す。一切の病は宿食より発す」と。宿食を消すが故に病無きなり。

華他《かだ》(54)〔佗〕の食論に曰く、「茶を久しく食するときは則ち意思を益す」と。身心に病無きが故に意思を益すなり。

壺居士《ここじ》(55)が食志〔忌〕に曰く、「茶を久しく服すれば羽化す。韮《にら》と同《とも》に食へば、人をして身重からしむ」と。

陶弘景《とうこうけい》(56)が新録に曰く、「茶を喫すれば、身を軽くし、骨苦を換ふ。骨苦は即ち脚《かつ》気《け》なり」と。

桐君《どうくん》録に曰く、「茶を煎じて飲めば、人をして眠らざらしむ」と。眠らざるときは則ち病無きなり。

杜育《といく》(57)が荈賦《せんぷ》に曰く、「茶は神《しん》を調《ととの》へ、内を和げ、倦懈《けんかい》も康《やす》く除す」と。内とは五内なり。五臓の異名なり。

張孟《ちようもう》(58)の成都楼に登る詩に曰く、「芳茶は六清《りくせい》(59)に冠たり。溢味《いつみ》は九区に播す。人生、苟《かりそめ》(60)にして安楽なり、茲《こ》の土聊か娯《たの》しむべし」と。六清とは六根なり。九区とは漢地(61)の九州を謂ふなり、区は域なり。

本草拾遺《ほんぞうしゅうい》(62)に曰く、「皐盧《こうろ》は苦く平なり、飲をなせば、渇を止め、疫を除き、眠らず、水道を利し、目を明かにす。南海の諸山に出でて、南人極めて重んず」と。

温疫《おんえき》の病を除けばなり。南人とは広州等の人を謂ふなり。此の州は瘴熱《しょうねつ》の地なり。(瘴は此方に赤虫の病といふなり) 唐都の人、任に補して此に到れば、則ち十が九は帰らず。食物味美にして消し難し。故に多く檳榔子《びんろうじ》を食ひ、茶を喫す。若し喫せざれば則ち身を侵すなり。日本は則ち、寒地の故に此の難なし。而も尚《なお》南方の熊野《くまの》山には夏は登渉せず。瘴熱の地たるが故なり。

天台山記(63)に曰く、「茶を久しく服すれば羽翼を生ず」と。身軽きを以ての故に爾《しか》云ふ。

白氏六帖《はくしりくじょう》(64)茶部曰く、「供御」と。供御は卑賤の人の食用に非ざるなり。

白氏文集詩《はくしもんじゅう》(65)に曰く、「午茶《ごちゃ》は能く睡りを散ず」と。午は食時なり。茶は食後に喫するが故に午茶と云ふなり。食消するときは則ち眠りなきなり。

白氏首夏《しゅか》の詩に曰く、「或は一甌《おう》の茗を飲む」と。甌は小器、茶盞《さん》の美名なり。口広く、底狭きなり。茶をして久しくして寒えざらしめんが為に、器の底狭く深くするなり。

又曰く「眠を破つて茶の功を見る」と。茶を喫するときは、則ち終夜、眠らずして明くる日に身を苦しめず。

又曰く「酒渇、春深し一盃の茶」と。酒を飲めば則ち喉乾きて飲を引く。其の時唯《ただ》茶を喫すべし。他の湯水等を飲むこと勿《なか》れ。必ず種種の病を生ずるが故のみ。孝《こう》の文を観るに云く、「孝子は唯親に供す」と。言ふこころは父母をして病無くして、長寿ならしめんが為なり。

宋人の歌に云く、「疫神は駕を捨てて茶木を礼す」と。

本草拾遺に云く、「上湯は疫を除く、貴きかな、茶か」と。上《かみ》は諸天の境界に通じ、下《しも》は人倫を資《たす》く。諸薬 各《おのおの》一病を治す。唯茶のみ能く万病を治するのみ。

四、茶を採る時を明かす

茶経に曰く、「凡そ茶を採ること二月、四月の間に在り」と。

宋録に曰く[66]、「大和七年正月、呉蜀、新茶を貢す。皆冬の中に作法す。之が為に詔して曰く、貢する所の新茶、宜しく立春の後に造るべし」と。意《おも》ふに冬造れば、民の煩ひ有るが故なり。これより以後、皆、立春の後に之を造る。

唐史に曰く、[67]「貞元九年の春、初めて茶に税す」と。茶の美名は早春なり。又芽茗《がめい》と曰ふ。即ち此の義なり。宋朝比《このごろ》茶を採る作法、天子の上苑の中に茶園あり。元三[68]の間に多く下人《げにん》を集めて、その中に入れて、言語高声にして、徘徊《はいかい》往来せしめ、則ち次の日、茶芽一分二分萌せば、乃ち銀の鑷子《はさみ》[69]を以て之を採つて〔採らしめ〕而して後、蠇《ろう》〔蠟〕茶[70]と作《な》す。一匙《さじ》の直《あたい》千貫に至る。

五、茶を採む様を明かす

茶経に曰く、「雨下《ふ》らば採らず。雨ふらずと雖も亦《また》雲あらば採らず」と。焙《あぶ》らず、蒸さず、力を用ふること弱きが故なり。

六、茶を調ふる様を明かす

宋朝にて茶を焙る様を見るに、朝に採つて即ち蒸し、即ち焙る。懈倦怠慢《かいけんたいまん》の者は事をなさざるなり。其調火なり。焙棚《あぶりだな》には紙を敷き、紙の燋《こが》れざる様に工夫して之を焙る。緩ならず、急ならず、竟夜《よもすがら》眠らず、夜の内に焙り畢《おわ》つて即ち好き缾《かめ》(71)に盛り、竹葉を以て堅く缾《かめ》の口を封じて、風をして内に入れしめざれば、則ち年歳を経ても損せず。

已上、末世養生の法、斯《か》くの如し。抑《そもそも》我が国の人、茶を採る法を知らず。故に之を用ひず。反つて之を譏《そし》つて曰く、「薬に非ず」と。是れ則ち茶徳を知らざるの致す所なり。

栄西在唐の日、その茶を貴重すること眼の如くなるを見る。忠臣に賜ひ、高僧に施す。古今の義同じ。種種の語あるも具に書すること能はず。

唐医の語るを聞く、云く、「若し茶を喫せざる人は、諸薬の効を失ひ、病を治することを得ず。心臓弱きが故なり」と。

庶幾《ねがわ》くは末代の良医、之を悉《つまびら》かにせよ。

喫茶養生記　巻上

喫茶養生記　巻下

入宋求法前権僧正法印大和尚位　栄西録す

第二遺除鬼魅門とは大元帥(72)大将の儀軌秘鈔に曰く、「末世の人寿百歳の時、四衆(73)多く威儀を犯して、仏教に順《したが》はざるの時、国土荒乱して、百世(74)亡喪《ぼうそう》せん。時に鬼魅《きみ》魍魎《もうりょう》(75)ありて、国土を乱し、人民を悩し、種種の病を致して、治術無くして、医明(76)も知ることなく、薬方も済《すく》ふことなく、長病疲極能く救ふ者なし。爾時《そのとき》、此の大元帥大将の心呪を持して、念誦せば、鬼魅退散し、衆病も忽然として除愈せむ。行者深く此の門に住して、此法を修せば、少《すこ》く功力を加へるに、必ず病を除かむ。復《また》此の病、三宝に祈つても、其の験《しるし》無きときは則ち人、仏法を軽んじて信ぜず、爾時に臨んで、大将還つて本誓を念ぜば、仏法の効験を致し、此の病を除いて、還《ま》た仏法を興し、特に神験を加へん、乃至、果証を得ん」と。

之を以て之を思ふに、近年の病相是なり。其の相、寒に非ず、熱に非ず、地水に非ず、火風に非ず。是の故に近ごろの医、多く謬《あやま》る。其の病相に五種あり。左の若《ごと》し。

一に曰く、飲水病。(77)此の病、冷気より起る。若《も》し桑粥《くわがゆ》を服するときは則ち三五日(78)にして必ず験あらん。永く薤《にら》、蒜《ひる》、葱《ねぎ》を忌む。之を食ふこと勿《なか》れ。鬼病、相加へて治方験なし。冷気を以て根源とするのみ。桑粥を服すれば、百に一も平復せずといふことなし。薤を忌むは病を増すを以ての故なり。

二に曰く、中風(79)手足の心に相従はざるの病。此の病近年衆《おお》し。亦《また》冷気等より起る。針灸を以て血を出し、湯治して汗を流すは害をなす。須《すべか》らく永く火を却《しりぞ》け、浴《ゆあみ》を忌む。只《ただ》常時の如く風を厭はず、食物を忌まず、漫漫に桑粥、桑湯を服すれば、漸漸に平復して、百に一つも厄なし。若し沐浴せんと欲する時は、桑を煎ずること一桶《とう》、三五日に一度之に浴せよ。浴する時汗を流すに至ること莫れ。若し湯の気、内に入つて、汗を流せば、必ず不食の病と成る。是れ第一の治方なり。冷気、水気、湿気、此の三種の治方、亦復《また》斯くの若《ごと》し。又《また》鬼病加へるが故なり。

三に曰く、不食の病(80)。此の病、復《また》冷気より起る。浴を好み、汗を流し、火に向ふを厄となす。夏冬同じく身を涼すを以て妙術と為す。又桑粥を服す。

已上、三種の病皆冷気より発す。治方是れ同じ。末代多くは是れ鬼魅に著かるところ。故に桑を用ひるのみ。桑の下は鬼類来らず。又仙薬の上首なり。疑ふ勿れ。

四に曰く、瘡病。近年此の病、水気等の雑熱より発《おこ》る。疔《ちょう》に非ず、癰《よう》に非ず、然るに人識らずして多く治方を悞《あやま》る。但《ただ》、冷気より発するが故に、大小の瘡、皆火に負けず。此に由つて、人皆疑つて、悪瘡と為す。灸するときは則ち火毒を得るが故に腫《は》れ増す。火毒は能く治する者なし。大黄(81)、水寒、石寒を厄と為す。灸に因つて、弥《いよいよ》腫れ、寒に因つて弥増す。宜しく斟酌《しんしゃく》すべきのみ。若し瘡出るときは、則ち強軟《こうなん》を問はず、善悪を知らず、牛膝《いのこずち》(82)の根を擣《つ》き絞り、汁を絞つて瘡に傅《つ》け、乾かば復傅《またつ》けよ。則ち傍ら腫れず、熟し破れて事なけん。膿出でなば、則ち楸《あかめがしわ》の(83)葉を貼《はりつ》けよ。悪毒の汁皆出でん。世人車前草《おおばこ》(84)を用ふるは、尤も非なり。之を思へ、桑粥・桑湯・五香煎を服せよ。若し強くば、須《すべか》らく灸すべし。亦、宜しく方に依るべし。謂く、初めて瘡を見る時、蒜《にんにく》を横に截《き》りて厚さ銭の如くにして、之を瘡の上に貼《はりつ》け、艾《もぐさ》を固《かた》むること小豆《あずき》の大さの如くにして、之に灸せよ。蒜焦《こげ》れば替ふべし。皮肉を破らざれ。一百壮(85)に及んで、即ち萎《しぼ》んで、火気徹《とお》らず。必ず験《しるし》有らん。灸して後、牛膝《いのこずち》の汁を傅《ぬ》り、楸《あかめがしわ》の葉を貼けよ。車前草《おおばこ》を用ふ可からず。芭蕉の根、亦神効あり。

五に曰く、脚気の病。此の病は晩食に飽満するより発《おこ》る。夜に入つて飯酒に飽《あきくら》ふを厄となす。
午後に飽食せざるを治方となす。是れ亦、桑粥と、桑湯と、高良薑と、茶とを服すべし。奇特なる養生の妙治なり。

新渡の医書(86)に云く、「脚気を患ふ人は、晨《あした》には飽食しても、午後には食ふこと勿れ」と。
長斎の人(87)には脚気なし。此の謂なり。近ごろの人は、万病を皆脚気と称す。笑ふべし。病の名を呼んで病の治方を識らざるのみ。
已上、五種の病は、皆末世鬼魅の致す所なり。然し皆桑を以て之を治す。頗る口《く》訣《けつ》を唐医に受くることあり。又桑の樹は、是れ諸仏菩薩(88)の樹なり。此の木を携《たずさ》ふときは、則ち天魔も猶《なお》競ふ能はず、況《いわ》んや、諸余の鬼魅の附近せんや。今、唐医の口伝を得て諸《これ》を治す。効験を得ざるなし。

近年皆、冷気の為に侵さるるが故に、桑は是れ妙治の方なり。人、此の旨を知らざるを以て、多く夭害を致す。近年身分の病は多くは冷気なり。其の上に他疾相《あ》ひ加はる。其の意を得て之を治せば、皆験《しるし》あらむ。今の脚痛も亦脚気に非ず、是れ又冷気なり。桑、牛膝、高良薑等、其の良薬なり。桑方、左に註す。

一、桑粥の法

宋朝の医の曰く。桑の枝の指の如くなるを三寸に截《き》って、三つ四つ細かに破り、黒豆一握と倶《とも》に水三升料炊(89)を投《い》れて之を煮る。豆熟して桑を却《の》けて米を加ふ。水の多少を以て米の多少を計り、煮て薄粥と作す。冬は鶏鳴(90)よりし、夏は夜半より初め煮て、夜明るとき煮畢《おわ》る。空心に之を服す。塩を添ふ可からず。毎朝懈《おこた》らずして之を食すれば、則ち其の日水を引《かわ》かず、酒に酔はず、身心亦《また》静かなり。桑の当年に生《お》いたる枝尤も好し。根、茎の大なるは、用ふるに中《あた》らず。桑粥は総て、衆病を治す。

一、桑の煎法

桑の枝を二分許《ばか》りに截つて、之を燥《かわか》し、木の角の焦る許り燥して、割《さ》く可し。三升五升盛る嚢に置く。久しく持てば弥《いよいよ》可し。時に臨んで、水一升許りに木半合許り煎じて服す。或は燥かざると雖も煎服して失なし。生木《なまき》も復《また》宜し。

新渡の医書に云く、「桑は水気、脚気、肺気、風気、癰《よう》気、遍体に風痒《ふうよう》し、乾燥して、四肢拘攣《こうれん》(91)し、上気、眼暈《げんうん》、咳嗽《がいそう》、口乾等の病、皆之を治す。常に服すれば食を消し、小便を利し、身を軽くし、耳目を聡明にす」と。

仙経(92)に云く、「一切の仙薬は、桑を煎じ得ざれば服せず」と。就中《なかんずく》、飲水、不食、中風に最も秘要なり。

一、桑木を服する法

鋸《のこぎり》をもつてきり、屑《くず》の細なるを、五指を以て之を撮《つま》み、美酒に投じて飲む。能く女人の血気を治す。腹中の万病、悉く痊《い》えずといふことなし。常に服すれば則ち長寿を得て病無し、是れ仙術なり。信ぜずんばある可からず。

一、桑木を含む法

削ること歯木《ようじ》の如くにして、常に之を含むとき、則ち口舌歯幷《ならび》に病無し。口常に香しくして、魔も附近せず。善く口の喎《ゆがみ》を治す。世人の知る所なり。末代の医術何事か之に如かんや。根の土に入ること三尺なるものを用ひる最も好し。土の上は頗《すこぶ》る毒有り。土の際《きわ》も亦毒有り、故に皆枝を用ひるなり。

一、桑木の枕法

箱の如く造り用ふ。之を枕にすれば目を明かにし頭風なく、悪夢を見ず。鬼魅近づかず。功能多し。

一、桑の葉を服する法

四月の初めに採つて陰乾《かげぼ》しにす。九月十月の交《あわ》ひ、三分が二已に落ちて一分枝に残れるを復た採つて陰乾しにし、夏の葉と冬の葉とを等分に秤を以て之を計り、抹にして茶法の如く之を服すれば、腹中に疾なし。身心軽利なり。是れ仙術なり。

一、桑の椹《ちん》(93)を服する法

熟する時に之を収めて、日に乾し、抹となし、蜜を以て丸くすること桐子の大さにし、毎日空心に酒をもつて四十丸を服す。久しく服すれば、身軽くして、病無し。但日本の桑の力微なるのみ。

一、高良薑《こうりようきよう》を服する法

此の薬は、宋国の高良郡より出づ。唐土、契丹《きったん》(94)、高麗《こうらい》(95)同《とも》に之を貴重す。末世の妙薬なり。近歳の万病を治するに効有り。即ち細抹一銭を酒に投《い》れて之を服す。断酒の人は湯を以てす。又水粥、米飯にて之を服す。或いは煎じて之を服す。多少早晩は効あるを以て期と為す。毎日服するときは則ち歯の動き痛み、腰の痛み、肩の痛み、腹中の万病、脚膝疼痛、一切の骨の痛み、皆治せずといふことなし。百薬を捨てて、唯《ただ》茶と高良薑とを服すれば則ち病なかるべし。近年の冷気、試みに治するに違ふことなきのみ。

一、茶を喫する法

方寸の匙《さじ》もて二三匙、多少は意に随《したが》ふ。極めて熱き湯を用ひて之を服す。但し湯は少きを好しとす。其れも亦《また》意に随ふ。殊に濃きを以て美《よし》となす。酒を飲むの後、茶を喫するときは、則ち食を消すなり。飲を引くの時には、唯茶を喫し、桑の湯を飲むべし。湯と水とを飲む勿《なか》れ。桑湯、茶湯を飲まざるときは、則ち種種の病を生ず。

一、五香煎を服する法

青木香《しょうもくこう》　一両(96)　沈香《じんこう》　一分(97)　丁香《ちょうこう》　二分　薫陸香《くんろくこう》　一分　麝香《じゃこう》　少し

右、五種別に抹にし、抹にして後調和し、毎服一銭、沸湯をもつて之を飲む。以て心臓を治す。万病は心臓より起る。五種皆其の性苦辛、是の故に妙なり。

栄西、昔、唐に在る時、天台山より明州[98]に到る。時に六月十日なり。極熱にして気絶す。時に店主有りて言ひて曰く「法師遠く来つて汗多し、恐くは病を発さん」と。すなはち丁子一升に、水一升半許《ばか》りを取つて、久しく煎じて二合許りとなして、栄西に与へて、之を服せしむ。

其の後身涼しく心快し。是を以て其の大熱の時は、能く涼しくし、大寒の時は能く温むることを知る。

此の五種特に此の徳有るのみ。

已上は末世の養生法、感応を得るを以て之を録す。皆、宋国に於て稟承有るなり。

喫茶養生記　巻下

此の[99]記録の後に之を聞く、茶を喫する人は痩せて病を生ず云云と。此の人は己れが所迷を知らず、豈《あ》に薬性の自然の用を知らんや。復何《またいず》れの国、何れの人が茶を喫して病を生じたるや。若《も》し其の証なき者その発する詞は空口引風[100]にして徒《いたずら》に茶を毀《そし》るも、也《また》米銭の利無し(101)。

又云ふ、高良薑は熱物なり云云と。是れ誰人が咬んで熱を生ぜしや。薬性を知らず、病相を識らずして、長短を説くこと莫《なか》れ。

凡《およ》そ宇治の茶と称するは、本《もと》は建仁栄西禅師より出づ。本朝仁安三年夏四月南宋に入り、四明を発して台嶺《たいれい》に登る。路に茶山を経て其の之を貴重して、丕《おおい》に薬験有るを見る。秋九月帰檝《きしゆう》の日、遂に茗《めい》の実《み》数顆《か》を齎持《さいじ》し、之を久世《くぜ》郡の宇治県に移植す。以て其の地の神霊肥饒《ひによう》にして、宛《あた》かも建渓《けんけい》(102)・恵山《けいざん》(103)の風水の利あるに似たるが故に、之を播殖せんか。爾後、国朝の官民、大無く小無く、之を珍愛せざる無し。

近代の嗜茶の者、宇治を以て第一と為し、栂《とが》山は之に次ぐ。且《か》つ諺に曰ふ、宇治茶に至つては清音あり、余は皆濁音なりと。茶の別称有つて、無上《むじよう》と曰ひ、別義《べつぎ》と曰ひ、極無《ごくむ》と曰ふ。其の余は枚挙に遑《いとま》あらず。

奇なるかな。明庵西公は、喫茶記に末世の病相を明示し、後昆に留め贈り、以て是れ養生の仙薬なることを知らしめんことを要す。延齢の妙術有るなり。是《ここ》に於てか跋《ばつ》(104)とす。

注釈

(1) **法印大和尚位**　栄西が法印となったのは、建暦二年正月という。

(2) **劫初**　成《じょう》・住・壊《え》・空の四劫のうちの成劫、すなわち世界の成立を見るまでの長い時間のその初め。劫は梵語のカルパの音写、長時と訳す。

(3) **四大**　四大元素、梵語のマハー・ブータの訳。堅を性とする地大、湿を性とする水大、煖を性とする火大、動を性とする風大。身体としては地は骨、水は血、火は体温、風は呼吸がこれにあたる。

(4) **五臓**　肝・心・脾・肺・腎の五臓。

(5) **耆婆**　梵語のジーバカの音写、活命と訳す。釈尊在世時代の名医。

(6) **神農**　中国古代の帝王、神農氏は百草を嘗味して医薬の方を創めたという。

(7) **末世**　底本とした安永版は来世とするも、来は末の誤刻。

(8) **鬼魅**　鬼とばけもの。

(9) **尊勝陀羅尼破地獄法秘鈔**　仏頂尊勝心破地獄転業障出三界秘密三身仏果三種悉地真言

儀軌一巻、唐の善無畏《ぜんむい》訳の秘鈔か。善無畏は中インドからの渡来僧。この鈔の存否は未確認。

（10）**鹹味**　塩味。

（11）**四季の末**　四季の終りのそれぞれの十八、九日間、つまり土用である。

春・秋・夏・四季の末・冬は五期。

青・白・赤・黄・黒は五色。

辛・酸・甘・鹹・苦は五味。

（12）**是の故に、四臓…**　底本には「是故四臓恒弱」とあり、「是故四臓恒強心臓恒弱」とあるべきところの一文を脱する。初治本、再治本によってこれを補う。

（13）**五臓曼荼羅儀軌鈔**　不詳。曼荼羅は梵語のマンダラの音写。道場、壇と訳す。

（14）**真言**　梵語のマントラの訳。呪《じゅ》秘密語。

（15）**阿閦仏**　阿閦《あしゅく》如来ともいう。梵語のアクショーブヤの訳。阿閦婆。金剛界の五仏の一、東方に住す。

（16）**薬師仏**　薬師如来、梵語のバイシャジャ・グルの訳。東方浄瑠璃《じょうるり》世界の教主。

（17）**金剛部**　この場合は金剛界曼荼羅を仏・蓮華・金剛・宝・羯磨《かつま》の五部に分つその一部。（以下、各部はそれぞれがその一部。）

（18）**怛羅**　梵字タラフの種子《しゅじ》。種子とは、真言密教において梵字の阿《ア》等の一字が、無量の義を生ずることあたかも草木の種子の如くであるに喩えていう。

(19) **加持** 梵語のアディスターナの訳。加は加被、持は摂持であり、仏力の加被を信心によって摂持すること。この場合、祈禱をいう。

(20) **宝生仏** 宝生如来、梵語のラトナ・サンババの訳。羅怛囊三婆縛、金剛界の五仏の一、南方に住す。

(21) **虚空蔵** 虚空蔵菩薩、梵語のアーカーシャ・ガルバの訳。

(22) **吽** 梵字ウンの種子。

(23) **無量寿仏** 梵語のアミターユスの訳。金剛界の五仏の一。

(24) **乞里** 紇利、梵字キリフの種子。

(25) **弥勒** 弥勒菩薩。弥勒は梵語のマイトレーヤの音写。慈氏と訳す。弥勒仏ともいう。

(26) **羯磨部** 羯磨は梵語のカルマンの音写、真言密教では「かつま」と読む。

(27) **悪** 阿・噁、梵字アフの種子。

(28) **鑁** 梵字バンの種子。

(29) **高良薑** 高良は高涼で広東省高涼郡、その郡に産出する姜《しょうが》。

(30) **爾雅** 周公の著と伝えるも作者不詳。中国古代の一種の辞書。以下、多くの引用は、そのほとんどが『太平御覧』本によっている。

(31) **成都府** 昔の蜀国、四川省の府。

（32）**唐都**　南宋の都の臨安を指すものと考えられる。次の広州記に宋都とあるのと同じであろう。
（33）**広州記**　南海記と共に装淵の著という。
（34）**崑崙国**　ここでは越南の崑崙山のある国をいう。
（35）**土宜**　土地の農作物。
（36）**是の故に、茶味美なり**　寿福寺本等の諸本によって補う。
（37）**瘴熱**　山川に生ずる毒気によって起こる熱病、瘴癘《しょうれい》。
（38）**南越志**　沈懐遠の著という。
（39）**過羅**　瓜盧、茗の苦く渋いもの。
（40）**陸羽**　唐代の隠逸者。
（41）**魏王花木志**　北魏の広陵王欣の著かという。
（42）**爾雅註**　郭璞の註。底本註の字を脱す。
（43）**桐君録**　桐君は浙江省の桐君山に住んだ仙人という。
（44）**呉興記**　呉興の太守であった宋の山謙之の著という。
（45）**供御**　天子の召上りもの。
（46）**宋録**　王智深の著というも詳かでない。
（47）**広雅**　魏の張揖の著。

(48) **博物志** 西晋の張華の著。
(49) **神農の食経** 神農氏に仮託した著。
(50) **本草** 神農本草経を梁の陶弘景が増補し、唐の蘇敬等がこれをさらに修訂したという。
(51) **瘻瘡** 瘻は、るいれきの類の腫物。瘡は、皮膚のできもの。
(52) **疾渇** 熱病による喉の渇き。
(53) **宿食** 消化の不良の食物。承元五年叙本の割注に「三日、五日の食なり」とある。
(54) **華他** 後漢から魏にかけての外科の名医。華佗。
(55) **壺居士** この人のことは明らかでない。食忌は本草綱目に見ゆ。志は忌の誤り。
(56) **陶弘景が新録** 陶弘景雑録と同一書のことか。
(57) **杜育** 晋の杜育。荈賦は茶についての賦。
(58) **張孟** 晋の張載。成都楼の楼は白菟楼。
(59) **六清** 眼・耳・鼻・舌・身・意の六根の清明。
(60) **人、生苟にして** 底本は「人生苟くも」と読む。生苟とは菜を生のまま用いること。
(61) **漢地** 底本、地を也に誤る。
(62) **本草拾遺** 唐に修訂された本草に洩れたものを、唐の陳蔵器が補ったもの。
(63) **天台山記** 唐の徐霊府の天台山記があるが、この記とは別本と見られる。

(64) **白氏六帖**　唐の白居易（楽天）の編。

(65) **白氏文集**　白居易の詩文集。

(66) **宋録に曰く**　宋録としているのは、ここでは旧唐書のことである。

(67) **唐史に曰く**　新唐書、旧唐書の徳宗本紀に貞元九年正月、茶に課税したことが見られる。

(68) **元三**　正月三ヶ日。

(69) **鑷子**　毛抜き。

(70) **蝎茶**　蠟茶に同じ。蝎は俗字。一種の団茶《だんちゃ》をいう。

(71) **好き餅**　餅はかめ、瓶に同じ。上等のかめ。

(72) **大元帥**　大元帥明王、梵語のアータバカの訳。阿吒薄倶・阿吒婆拘と音写する。この儀軌秘鈔は不詳。

(73) **四衆**　比丘（ビクシュ）・比丘尼（ビクシュニー）・優婆塞（ウパーサカ）・優婆夷（ウパーシカー）。比丘《びく》・比丘尼《びくに》は出家して具足戒を受けた男と女、優婆塞《うばそく》・優婆夷《うばい》は在家の信男信女。

(74) **百世**　百姓が正しかろう。

(75) **魍魎**　木石の怪。

(76) **医明**　医方明、五明すなわち五つの学問の一つ。医学をいう。

(77) **飲水病** 喉の渇く病気か。
(78) **三五日** 十五日すなわち半月。
(79) **中風** 風気にあたることからおこる病気。
(80) **不食の病** 食物をうけつけない病気。
(81) **大黄** 黄は硫黄・雌黄などの薬品。
(82) **牛膝** 莧《ひゆ》科の多年生草本。節が牛の膝に似ていることからいう。
(83) **楸** ひさぎ、梓、すなわち赤芽柏科に属する。
(84) **車前草** 車前《おおばこ》科の多年生草本。
(85) **一百壮** 一壮は灸の一灼《ひとひ》、一百灸のこと。
(86) **新渡の医書** おそらく証類本草であろう。
(87) **長斎の人** 斎は斎法、長い間にわたって、斎法を守っている人。斎法は斎食の法、仏戒による一日一回の正式の食事の掟。
(88) **諸仏菩薩** 別本に諸仏菩薩とあり、提を薩に改む。
(89) **炊** 底本灼に作るも、初治本、再治本により炊に改む。炊はたく。
(90) **鶏鳴** 丑《うし》の刻、午前二時。
(91) **四肢拘攣** 底本の物率とあるも別本に「拘攣」とあることに従って訂す。
(92) **仙経** 本草図経に引く。

(93) **椹**　桑の実。
(94) **契丹**　モンゴル族と思われる一種族によって築かれた国。部族名のキタンの音写という。
(95) **一銭**　一銭大のさじの一杯分の分量、すなわち一匁。
(96) **一両**　十銭すなわち十匁。
(97) **一分**　十分の一銭。
(98) **明州**　浙江省鄞県。底本四州に誤る。この明州に到ったことは『興禅護国論』巻上第五宗派血脈門に記す。「時に六月十日」とは、仁安三年の月日である。
(99) **此の…**　以下「長短を説くこと莫れ」までは、再治本に見られるものであるが、こうしたかたちにおいて追補になっているのは、栄西による再治とは別に、恐らく再治本を刊行するに際して、後人が加えたものと判断される。
(100) **空口引風**　そらごとをいうこと。
(101) **米銭の利**　実利をいう。
(102) **建渓**　閩江の源をなし、東渓と西渓をなす。
(103) **恵山**　慧山、江蘇省無錫県、泉があって風景の美しいところとして知られる。
(104) **跋**　この跋文の作者は詳かではない。元禄七年版には「病隠無涯謹識」の別の跋を付している。

現代語訳

茶を喫することによっての養生の記　序

宋国に留学した前の権《ごん》僧正法印大和尚位　栄西が録す

茶は養生の仙薬であり、人の寿命《じゅみょう》を延ばす妙術を具《そな》えたものである。山や谷にこの茶の木が生《は》えれば、その地は神聖にして霊験あらたかな地であり、人がこれを採って飲めば、その人は長命を得るのである。

インド・中国にあっては共にこの茶を貴び重んじており、我が国にあってもこれを嗜《たしな》み愛している。古今を通じての奇《めずら》しい得難い仙薬である。これを摘みとって薬用に使わないでよかろうか。この世界が成立した当初の頃の人間は、天人と同じように健康で頑強であったが、今の世の人々はだんだんとそれが低下し、脆弱《ぜいじゃく》となり、身体や内臓の五つの器官が朽ちた木のようになって衰えた。針《はり》とか灸《きゅう》とかをもってしても、傷めるだけでよくならず、湯治をもってしても、また効かなくなった。もしこうした治療方法をもって、これで好しとすることになると、身体・内臓はしだいに衰弱し、だめになってしまうであろう。そういうことになっては、おそろしいことではなかろうか。

昔の人は、あえて医療の方法に頼らないで病気を治《なお》したが、今の人は健康に対しての配慮がいささか欠けているようである。つらつら思うに、天が万物を創造するにあたって、人を造ることを重要なこととしたのであり、したがって人は自分の一生の健康を保ち、一命を得ることが大事なこととしなくてはならない。ではその一生の健康を保つ根源はどこにあるかといえば、養生することにあるのである。その養生はどうしたら得られるかといえば、内臓の五つの器官を健全にすることである。五つのその器官のうち特に心臓は中心をなすもので、健全にしなくてはならない。その心臓を健全にする方法としては、茶を喫するのがなんといってもいちばんのいい方法である。心臓が衰弱すると、五臓のすべてが病いを起こすことになるのである。

インドの名医であった耆婆《ジーバカ》が、亡くなってすでに二千余年になり、末世の今、その名医の術を伝えている誰があって、病いの診療をなし得るというのであろうか。

中国の医薬の処方の始祖である神農が、亡くなってまた三千余年になり、今の世にあって病いの治療に対する薬の処方を、誰がなし得るというのであろうか。

こうなっては、病いの相状をたずねてもそれを診《み》る人がなく、そのために病人はいたずらに病いに苦しみわずらい、いたずらに命を危うくするのである。治療の方法をたずねても、診断が間違っていて、益にも立たない灸をして、それで逆に身体をそこなったりしている。

ひそかに今の世の医術を聞くに、薬を飲むことによって、心地をそこなうようなことをしているが、それは病いと薬とが適合していないためである。灸をしているのに、若くして命を失うようなことになっているのは、脈と灸とが攻め合って合わないためである。なによりも今は、中国大陸に行なわれている治療の模様をたずねて、近代の治療方法を末世の人に示すにしくはない。

よって二門を立てて、この末世にあって起こるであろう病いの相状を示し、ためにこの一書を記しとどめて、後の世の子孫に伝え、また多くの人々のために役立たせたいことをいうだけである。

時に建保二年甲戌《きのえいぬ》の歳の春正月、これを叙べる。

茶を喫することによっての養生の記　巻の上

宋国に留学した前の権僧正法印大和尚位　栄西が録す

第一　五臓《ごぞう》の和合《わごう》門

第二　鬼魅《きみ》を遣除《けんじょ》するの門

第一の五臓の和合の門とは、尊勝陀羅尼経《そんしょうだらにきょう》の破地獄法秘鈔《はじごくほうひしょう》によれば、「一に肝《かん》の臓は酸味を好む、二に肺《はい》の臓は辛味《しんみ》を好む、三に心の臓は苦味《くみ》を好む、四に脾《ひ》の臓は甘味を好む、五に腎《じん》の臓は鹹味《かんみ》を好む」とある。

またこの五臓をもって五行《ごぎょう》すなわち、木《もく(キ)》・火《か(ヒ)》・土《ど(ツ)》・金《こん(カ)》・水《すい(ミ)》にあてはめ、五方すなわち、東・南・西・北・中にあてはめている。

肝は東であり、春であり、木であり、青であり、魂《こん》であり、眼である。
肺は西であり、秋であり、金であり、白であり、魄《はく》であり、鼻である。
心は南であり、夏であり、火であり、赤であり、神《しん》であり、舌である。
脾は中であり、四季の終りであり、土であり、黄であり、意であり、口である。
腎は北であり、冬であり、水であり、黒であり、想であり、骨髄《こつずい》であり、耳である。

この五臓が味を受け入れることは同じではなく、好みの味が多く入るときは、その臓だけが強くなって他の臓に勝ち、互いに病いを生ずる。辛・酸・甘・鹹の四味は、つねに食事においてこれを食べるが、苦味はつねにあるものでないから、したがって食べることがない。であるから、心臓以外の四臓はいつも強く、心臓はいつも弱くて、つねに、病いを起こしている。

もし心臓が病む時は、いっさいの味がみな違ったものになり、食べるとそれを吐き、どうかするとまた食べものを受けつけなくなる。今、茶を喫すれば、心臓が強くなって病いを無くすることができる。知っておかなくてはならぬことは、心臓の病いがある時は、その人の皮膚や肉の色が悪く、そのために命を短くすることである。日本では苦味を食べることをしないが、ただし中国大陸にあっては、日本と違って苦味として茶を喫しており、そのためにその国の人々は、心臓の病いがなく、また長命である。我が国の人々の多くが、痩せ衰える病いにかかっているのは、茶を喫しないことからである。もし心神が不快なときは、必ず茶を喫するがよい。心臓の調子を整えれば、万病を除き治すことになるのである。心臓の調子のよいときは、他の諸臓に病いがあったとしても、そんなに痛むものではない。

　また、五臓曼荼羅《マンダラ》儀軌鈔《ぎきしょう》によれば、「秘密真言《マントラ》をもって、諸臓の病いを治すのである」とある。

　肝臓は東方の阿閦仏《アクシヨーブヤ》にあたり、薬師仏にあたる。金剛部である。すなわち独鈷《どっこ》の印を結んで、怛羅《タラフ》（trāḥ）字の真言を唱えて祈禱すれば、肝臓の病いは永くなくなる。

　心臓は南方の宝生《ほうしょう》仏にあたり、虚空蔵菩薩にあたる。すなわち宝部である。宝《ほう》形《ぎょう》印を結んで吽《ウン》（hūṃ）字の真言を唱えて祈禱すれば、心臓は病いがなくなる。

　肺臓は西方の無量寿《アミターユス》仏にあたり、観音菩薩にあたる。すなわち蓮華《れんげ》部である。八葉の印を結んで乞里《キリフ》（hriḥ）字の真言を唱えて祈禱すれば、肺臓は病いがなくなる。

腎臓は北方の釈迦牟尼仏《シャーキャムニ》にあたり、弥勒菩薩《マイトレーヤ》にあたる。すなわち羯磨部《カルマン》である。羯磨の印を結んで悪《アフ》(aḥ) 字の真言を唱えて祈禱すれば、腎臓は病いがなくなる。

脾臓は中央の大日如来《だいにちにょらい》にあたり、般若菩薩《プラジュニャー》にあたる。仏部である。五鈷の印を結んで鑁《バン》(vaṁ) 字の真言を唱えて祈禱すれば、脾臓は病いがなくなる。

この五部の祈禱は内《うち》の療治方法であり、酸・辛・甘・苦・鹹の五味の養生は外《そと》の療治方法である。この内《うち》と外《そと》とが相たすけ合って、身命を保つのである。

その五味とは、酸味は柑子《みかん》・橘《かんきつ》・柚《ゆず》等であり、辛味は姜《しょうが》・胡椒《こしょう》・高良薑《こうりょうきょう》等であり、甘味は砂糖等であり、いっさいの食味はこの甘味をもって性《しょう》とするものであり、苦味は茶・青木香《しょうもくこう》等であり、鹹味は塩等である。

心臓は五臓のなかの君主の位にある。茶は苦味のなかの最上の位にあり、また苦味は五味のなかの最上の位にある。よって心臓はこの苦味を好むものである。心臓が健全であるときは、他の諸臓は安泰である。もし眼の病いをわずらったら、それは肝臓が悪くなったものと見てよく、酸性の薬をもってこれを治すがよく、いをわずらったら、それは腎臓が悪くなったものと見てよく、鹹性の薬をもってこれを治すがよく、鼻の病いをわずらったら、それは肺臓が悪くなったものと見てよく、辛性の薬をもってこれを治すがよく、舌の病いをわずらったら、心臓が悪くなったものと見てよく、苦性の薬をもってこれを治すがよく、口の病いをわずらったら、脾臓が悪くなったものと見てよく、甘性の薬をもってこれを治すがよい。また、もし身体が衰弱し、意志が消沈するようなことになったときは、心臓が悪くなったものと見てよく、その場合はひんぱんに茶を喫すれば、気力が強く盛んになる。

よって茶を喫することの効能と、ならびにその採取、調製の時節について左に掲げよう。これには六ヵ条がある。

一に茶の名字《みようじ》を明らかにするの条

爾雅《じが》によると、「檟《か》は苦茶のことである。一名は荈《せん》といい、一名は茗《めい》という。早くに採ったものを茶といい、晩くに採ったものを茗という。西蜀の人は檟を苦茶と名づけている」（西蜀は国の名である）とある。

また註記すれば、西蜀の成都府《せいとふ》は唐の都の西五千里の外にあって、この地のもろもろの産物は品質がすぐれており、茶もまたすぐれている。

広州記によると、「皐盧《こうろ》茶のことである は一名を茗という」とある。

広州は宋の都の臨安《りんあん》の南方五千里の外にあって崑崙《こんろん》国と近い。崑崙国はインドと国を相接していることから、インドの貴重な物が崑崙国を経て広州に伝わっている。広州の土産の作物はすぐれていて、その土産の茶もまた品質がすぐれている。この州の気候は温暖であって、雪とか、霜とかが降ることがなく、冬でも綿入れの着物を着《き》ることがない。〔この故に茶味は美味であり〕この美味の茶の美名を皐盧というのである。

この州は風土が悪く熱病の多い土地であり、北方の人がこの地に来ると、十人のうち九人はその病いにかかって死んだり、この地の土地の物はすべて美味であることから、多く食べ過ぎて体をこわしたりする。そこで熱病にかかったり、体をこわしたりしないように、食前に多く檳榔子《びんろうじ》を喫し、食後には多く茶を喫するのであり、客人にも強いてこの二つを喫さすが、それは身心をそこない、こわすことのないようにさすためである。であるから檳榔子と茶とは、極めて貴重なのである。

南越志《なんえつ》によると、「過羅《から》は茶のことであり、一名を茗《めい》という」とある。

陸羽《りくう》の茶経によると、「茶に五種の名があり、一に茶と名づけ、二に檟《か》と名づけ、三に蔎《せつ》と名づけ、四に茗《めい》と名づけ、五に荈《せん》と名づく」とある。茆《ぼう》とも名づけるのを加えると六種となる。

魏王《ぎおう》の華木志によると「茗」とある。

二に茶の葉の形を明らかにするの条

爾雅の註によると「茶の樹は小さく、梔子《くちなし》の木に似たり」とある。

桐君録《どうくんろく》によると、「茶の花の形は梔子の花の如くで、その花の色は白い」とある。

茶経によると、「茶の樹の葉は梔子の葉に似ていて、その花の白いことは薔薇の如くである」とある。

三に茶の効能を明らかにするの条

呉興記《ごこうき》によれば、「浙江省烏程《うてい》県の西に温山があり、ここから天子に献上する御《ご》茆《ぼう》を産出する」とある。御茆の御《ご》とは供御《くご》のことをいうのである。まことに貴いものである。

宋録によれば、「これ甘露《かんろ》である、どうして茶茗といえよう」とある。

広雅《こうが》によると、「それ茶を飲めば、酒の酔を醒まし、睡気を起こさしめない」とある。

博物志によると、「真茶を飲めば、睡気を少なくさせる」とある。睡気は智能の働きをにぶらせ、人を愚昧《ぐまい》にさすのである。また睡気は病いである。

神農の食経によると、「茶茗は永く服用するがよく、人を愉快な気持ちにさせる」とある。

本草によると、「茶の味は甘くて苦く、微寒で毒がなく、服用すれば瘻瘡《ろうそう》にかかることはなく、小便の通じがよく、睡気を少なくし、喉《のど》の渇きをとりさり、前に食べたものの消化不良をなくする。いっさいの病いはそういう消化不良から起こる」とある。その消化不良がなくなるから病いはなくなる。

華佗《かだ》の食論によると、「茶を永く喫すれば、意力を益す」とある。身心に病いがないから、意力を益すのである。

壺居士《ここじ》の食忌によると、「茶を永く喫すれば、羽が生じて仙人と化し、韮《にら》とともにに食うと人の身を重くさせる」とある。

陶弘景《とうこうけい》の新録によると、「茶を喫すると身を軽くし、骨の苦しみを換える。骨の苦しみとは、すなわち脚気《かっけ》である」とある。

桐君録によると、「茶を煎じて飲めば、人を眠らさないようにする」とある。眠らないときは病いがないのである。

杜育《といく》の荈賦《せんぷ》によると、「茶は精神を調《ととの》え、内臓を和らげ、身体の疲労をやすらかに除く」とある。内臓とは五つの内臓で、五臓の異名である。

張孟《ちょうもう》の成都楼《せいとろう》に登る詩によると、「芳茶は六清に最もすぐれていて、その溢《あふ》れるばかりの味は九区に布《し》いている。人は茶を生《なま》のまま薬に用いて病気をすることなく安楽であり、この国土はいささか楽しいものがある」とある。六清の六は、六根のことであり、九区とは、漢地の九州のことであり、その区は、域のことである。

本草拾遺《ほんぞうしゅうい》によると、「皐盧《こうろ》は苦《にが》く、平である。飲めば渇きを止め、疫病を除き、覚醒させ、利尿をよくし、目を明らかにする。南海の諸山中に生じ、南の人は極めてこれを尊重す」とある。

温疫の病いを除くからである。南の人とは広州等の人をいうのであり、この州は熱帯病の地である。瘴は我が国で赤虫の病いという 唐の都の人で役人となってこの地に来ると、十人のうち九人まではここで死んで都に帰ることがない。それは食物が美味であり、食べ過ぎで消化しないことの病いからである。このために南人は、多く檳榔子《びんろうじ》を食べ、茶を喫するのであり、茶を喫しなかったら、身体をいためることになる。日本は寒いところであるから、この災難はないが、日本でも南方の熊野《くまの》の山には夏には参詣のため登ることをしない。この山は熱病にかかる暑い地であるからである。

天台《てんだい》山記によると、「茶を久しく喫すると、羽翼を生ずる」とある。身体が軽快になることから、そういうのである。

白氏六帖《はくしりくじょう》の茶の部によると、「供御」とある。供御は天子の召上りもので、卑賤のものが食用にしないものということである。

白氏文集《もんじゅう》の詩によると、「午茶《ごちゃ》はよく睡気を散ず」とある。午とは食時のことであり、茶はその食後に喫するから午茶というのである。食べた物が消化するときは睡気はなくなる。

白氏の首夏の詩によると、「あるいは一甌《おう》の茗を飲む」とある。甌とは小さい器の茶盞《さん》の美称である。口は広く、底の狭いものである。茶湯のぬくもりが長くさめないようにするために、器の底を狭く深くするのである。

また同じ白氏の詩に、「眠りを破って茶の効用を見る」といっている。茶を喫すると終夜眠らないでも、明くる日に身体に苦痛を感ずることがないのである。

また白氏の詩に、「酒を飲んで喉が渇いた、頃は春深くなんともいえないよい気持ちで、一盃の茶に喉をうるおす」とよんでいる。酒を飲むときは喉が乾いて、飲み物がほしくなるものである。その時はただ茶を喫するがいいのであり、他の湯水等を飲んではならない。飲めば必ず種々の病いを生ずるからである。

孝子の文をみると、「孝子はただ親に供す」とある。そのいっていることの意味は、父母が無病で長寿であることを願ってのことである。

宋人の歌に、「疫病の神が乗っている駕《かご》を捨てて、茶の木を礼拝した」とあり、本草拾遺に、「上湯は疫病を除く、貴なるかな茶か」とある。

上《かみ》は諸天の境界に通じ、下《しも》は人類をたすけるのに、諸薬はそれぞれ一病を治《なお》すが、ただ茶のみがよく万病を治すのである。

四に茶を摘み採るの時を明らかにするの条

茶経によると、「およそ茶を摘み採るのは、二月から四月の間にある」とある。宋録によると、「大和七年正月に、呉《ご》と蜀《しょく》から新茶を天子に貢した。みな冬中にこれを作ることから、詔して、貢するところの新茶は、立春の以後に造るべしといわれた」とある。この詔があってからは、みな立春の以後に茶を造ることになった。その意味は冬中にこれを造るとなると、民に煩いを与えるためである。

唐史によると、「貞元《ていげん》九年の春、初めて茶に税をかけた」とある。茶の美称は早春《そうしゅん》といい、芽茗《がめい》といわれるが、それが春のことであったことから起こったのである。宋朝のこのごろ、茶を摘み採る作法は、天子の上苑のうちに茶園があって、正月の三ガ日の間に、多くの下人を集めて茶園のなかに入れ、高声をあげながら園中を徘徊往来させ、その次の日に茶の新芽の一分か二分かが出たのを、銀の毛抜きでもってつまみ採らせて、その後に蝋《ろう》〔蠟〕茶を作るのである。この茶の一匙の価は千貫もするのである。

五に茶を摘み採る仕方を明らかにするの条

茶経によると、「雨がふれば茶は摘み採らないが、雨がふらなくても曇っておれば、また摘み採らない」とある。焙《あぶ》ることも、蒸《む》すこともしない。力を用いても効果が薄いからである。

六に茶の調製の仕方を明らかにするの条

宋朝で茶を焙《あぶ》る仕方を見るに、朝に摘み採るとすぐにこれを蒸し、すぐに焙るのである。倦《あ》き性の怠け者では、この仕事はできないのである。その火を調べることである。焙棚《あぶりだな》に紙を敷いて、紙のこげないように工夫して茶を焙るのである。その焙り方はゆっくりでもなく、急でもなく、夜通し眠ることなく、夜のうちに焙りあげ、それをすぐに上等の瓶《かめ》に盛り込み、竹の葉をもってその瓶の口を堅く封ずる。封じて風をうちに入れることがなかったら、幾年たっても中の茶は損ずることがないのである。

以上、茶を喫することによる末世にあっての養生の法は、述べたとおりである。

大体、我が国の人は茶を摘み採る方法を知らないから、これを用いないでかえって茶をそしって、茶は薬ではないといっている。このことは、茶のすぐれたものであることを知らないからである。

栄西は宋国に留学していた日、宋国の人が茶を貴び重んずるのを目のあたりに見たのである。天子が忠臣に対して茶を賜わり、高僧に対してこれを施されること、古も今もこのならわしは変わることはない。茶については種々のことがいわれているが、詳しくはここに書くことができない。

宋国の医者が、「もし茶を喫しなかったら、その人は諸薬を飲んでもその効果を失い、病いを治すことができない、それは茶を飲まないことのために、心臓が弱くなっているからである」といっているのを、聞いたことがある。

願うことは、末代の良き医者たろうとするものは、茶を喫することが、五臓の和合に効果のあることを、詳らかにしてほしいものである。

茶を喫することによっての養生の記　巻の上

茶を喫することによっての養生の記　巻の下

宋国に留学した前の権僧正法印大和尚位　栄西が録す

第二の鬼魅《きみ》を遣除《けんじょ》するの門とは、大元帥《だいげんすい》大将儀軌秘鈔に、「末世の人の寿命が百歳になったとき、出家者も在俗の信者も、しばしば仏教者として持すべき威儀《いぎ》を犯して、仏の教えに順わなくなり、国土は荒れ乱れ、民衆は亡び死に亡び去るであろう。時に鬼魅《きみ》とか魍魎《もうりょう》があって、国土を乱し人民を悩まし、種々の病いを起すに、それを治《なお》す方法がなく、医学もどうすることもできず、薬方も済《すく》いようがなく、長《なが》わずらいのもの、疲労の極に達したものにいたってはよく救う者はないであろう。その時にこの大元帥大将の心呪を持して、心に念じ唱えれば、鬼魅は退散し、多くの病いはたちまちにして治るであろう。この法を行なう者がこの教えによって、この大元帥法を修するならば、それに少しその功徳の力を加えることによって、必ず病いを除くであろう。また、この病いが仏・法・僧の三宝に祈っても、その霊験がない時は、人は霊験がないとして仏法を軽んじ、仏法を信じないであろうが、その時にあたってこの大元帥法の教えにもどって、本来の誓願を心に念じたならば、仏法の効験をあらわし、この病いを除いて、また仏法を興し、特にその霊験を加え、あるいはまたその効果による証《あかし》を示し得るであろう」といっている。

ここをもってこのことを思うのに、近年の病いの相状はこの秘鈔に見られる通りである。その相状は寒でもなく、熱でもなく、地・水でもなく、火・風でもない。このために近頃の医者は多く誤診をするのである。その病いの相状に五種があり、左の如くである。

一に飲水病《いんすいびょう》

この病いは寒気からの冷えより起こっている。もし桑の粥を服用するときは、半月で必ず薬効がある。永い期間にわたって薤《にら》、蒜《ひる》、葱《ねぎ》をとることをさけ、これらを食べてはならない。これらを食べると鬼魅による病いの相状がさらに加わって、治る方法が見出されなくなる。この病いはただ寒気による冷えだけが根源をなすのであり、桑の粥を服用すれば、百に一つも、平復しないということはない。（薤を忌むのは、これによって病いが増すためである。）

二に中風《ちゅうぶ》で手足が思うように動かない病い

この病いは近年多くなっている。この病いもまた寒気からの冷え等から起こっており、針・灸をもって血を出したり、湯治によって汗を流したりするのは危ない。火に近づくこと、沐浴をすることは永くしてはならず、ただ平常の時のままにしていて、風にあたることを厭わず、食べものを忌み嫌うことをせず、気長に桑の粥、桑の湯を服用すれば、だんだんに病いは平復して、百に一つもわざわいになることはない。もし沐浴しようとする時は、桑を煎じた一桶で、半月に一度だけ入浴するがいい。入浴する時、汗を流すまで湯につかっていてはならない。もし湯の気が内臓に入って汗を流すことになれば、必ず食べものが食べられない病いになる。汗を流すことにならないのが、第一の病いを治す方法である。寒気による冷え、体を水でぬらしたり、湿らしたりすることによるむくみの三種によって起こる病いの治療方法もまたこの如くである。これらの三種は、鬼魅の病いを加えることになるからである。

三に食べものを受けつけない病い

この病いもまた寒気による冷えより起こっている。沐浴を好み汗を流し、火に近づくのはわざわいとなる。夏でも冬でも身体を涼しくするのが、この病いを治す妙術である。また桑の粥を服用することである。

以上の三種の病いは、みな寒気による冷えより起こっている。治療の方法は共に同じである。末代のこの病いの多くは、鬼魅にとりつかれるから、ただ桑を用いるのである。桑の木の下には鬼の類は来ることがない。また桑は仙薬の第一のものである。疑うことがあってはならない。

四に瘡《かさ》の病い

近年この病いは体を水でぬらしたりすることのむくみ等からなる雑多な熱によって起こっている。疔《ちょう》でもなく癰《よう》でもない。それを人は見極め得ないで、多く治療の方法を誤っている。この病いは冷えによって起こっているから、大小の瘡にかかわらずみな火に負けない。だから人はみな疑って悪質の瘡とするのである。灸をするときは、火の毒を加えるから腫れを増すことになっても、火の毒がよくこの病いを治すことにはならない。そうかといって、大黄《だいおう》や水とか、石で冷やすのはわざわいとなる。灸によっていっそう腫れ、冷やすことによっていよいよ腫れを増すことになる。よろしく斟酌《しんしゃく》しなくてはならない。もし瘡《かさ》が出たときは、腫れぐあいの強軟を問わず、その質《たち》の善悪を考えず、牛膝《いのこずち》の根をつき砕いて汁を絞《しぼ》り、その絞った汁を瘡にぬることである。そして乾いたらまたぬるのである。瘡の傍《かたわ》らは腫れないで、瘡の患部だけが腫れ切って破れ、膿《うみ》が出て無事であろう。膿が出たら楸《あかめがしわ》の葉をはりつけるのである。そうすれば悪毒の膿汁はみな出よう。この場合、世間の人は車前草《おおばこ》を用いるが、もっともよくないことであり、気をつけなくてはいけない。桑の粥と桑の湯と、それに五香煎《ごこうせん》を服用するがよい。灸による火毒のことは前に述べたが、もし強硬処置を必要とするときは、灸をすべきである。ただこれをするなら治療の方法によって灸はすることである。初めて瘡を見る段階にあっては、蒜《にんにく》を横にきって、厚さは銭の如くにしてそれを瘡の上にはりつけ、艾《もぐさ》を固めて

ならない。芭蕉の根を用いても、また不思議な効能がある。

をした後に牛膝《いのこずち》の汁をぬり、楸《あかめがしわ》の葉をはりつけるのであり、車前草《おおばこ》を用いては

もすると瘡はしぼみ、それでいて火毒は瘡にとおることなく、必ず効験がある。灸

取り替えなくてはいけない。そうすれば瘡の皮や肉を灸で破ることはない。一百灸

小豆《あずき》の大きさほどにし、これに灸をするのである。蒜が灸によって焦《こが》れたならば、

五に脚気の病い

この病いは晩食に満腹することから起きる。夜に入ってたらふく飯を食べたり、酒を飲んだりするのは、わざわいのもとになる。この病いは午後になったら、たらふく食べないのが治療の方法である。これまた桑の粥と桑の湯と、高良薑《こうりょうきょう》と茶とを服用するのが、特にこの病いにならない養生の妙法である。

新しく我が国に伝わった医書によると、「脚気にかかっている人は、朝には飽食しても午後にはそれをしてはならない」とある。長い間にわたって斎法《さいほう》を守っている人には、脚気がないのはこのことからである。近頃の人は万病をみな脚気と呼んでいる。おかしなことである。病名ばかりいって、病いの治療方法を知らないので

ある。

以上の五種の病いは、みな末世の鬼魅のいたすところである。しかしみな桑をもってこれを治療することについて、栄西は口訣《くけつ》を宋国の医師により受けているものがある。また桑による治療については、桑の樹はこれ諸仏・菩薩の木としたもうことによるのである。この木を身に携えるときは、天魔も競って近づくことがなく、まして諸余の鬼魅も近づくことがない。栄西は今、宋の医師の口伝《くでん》を得てこれを治療しようとするのであり、効験がないということはない。

近年みな、五種の病いは冷えのために侵されているのであり、桑を用いるのがその治療の妙法である。人はこの旨《むね》を知らないがために、多くが夭折《わかじに》のわざわいを受けている。近年身体の部分の病いが多いのは、多くは冷えによってである。その上に他の病いがあい加わって起こっている。そのよって起こっているところを知って、これを治せば、みな効験が得られよう。今の脚痛の病いも脚気ではない。これまた冷えによるものである。桑とか、牛膝とか、高良薑とかはその良薬である。桑を用いる方法は左に註する。

一、桑粥《くわがゆ》の法

宋朝の医師によると、桑の木の枝の指ほどの大きさにあたるものを長さ三寸に截断し、三つか四つに細かにさき、黒豆一握りと一緒に水三升に入れて煮るのである。豆がよく煮えたら、桑を取り除いて米を加え、水の多い少ないによって米の量もそれを量り、煮て薄粥を作る。冬は午前二時より、夏は真夜中より煮始めて、夜明けに煮終わるのである。そして空腹の時にこれを服用する。ただしその際に塩を添えてはならない。毎朝に怠ることなくこの粥を食べれば、その日は喉が渇くことがなく、酒を飲んでも酔うことがなく、身も心もまた安静である。桑の木はその年に芽生えた枝がもっとも好い。根と茎との大きいものは、用いるにあたらない。桑粥を服用することは、すべてあらゆる病いを治す効能がある。

一、桑の煎じ法

桑の枝を二分ばかりの大きさに截断し、これを火にあぶって乾かし、その切った木の角《かど》がこげる程度にして、それを割《さ》いて置くがよい。それを三升か五升の袋に入れて長い間置けば一層よい。必要とする時に、水一升ばかりに、その割いた木の半合ほどを入れて煎じて服用するのである。あるいはそれを火にあぶって乾かさないで、煎じて服用しても差支えない。生木のまま煎じてもまたよい。

新しく宋国から渡って来た医書によると、「桑の木は水気《むくみ》・脚気・肺気・風《ちゅう》気《ふう》・癰《よう》気とか、身体中がかさでかゆくなったり、乾いてかさかさになったりする病いとか、四肢が曲がって伸びなかったり、上気したり、眼暈《めまい》がしたり、咳嗽《せき》が出たり、口が乾いたりする等の病いをみな治し、平常服用すれば食べものを消化し、小便の通じをよくし、身体を爽快にし、耳とか眼の働きをよくしたりする」とある。

また仙経によると、「すべての仙薬は桑の木を煎じて飲むことをしなかったら、服用しない」とある。殊に喉の渇く病い、食べものを受けつけない病い、中風を治すには、最もなくてはならぬものである。

一、桑木を服用する法

鋸《のこぎり》でもって桑の木を截断し、木屑《きくず》にしてその細かくなったものを五つの指でもってつまみ、それをおいしい酒に投げ入れて飲む。よく婦人の血の道に効くし、腹の中のあらゆる病いがこれによって治らないものはない。平常服用すれば長寿を保って病いにかかることはない。服用の効果はこれ仙術であり、信じなくてはならない。

一、桑の木を口に含む法

桑の木を歯木《ようじ》のように削って、常にこれを含むときは、口、舌、歯ともに病いはなく、口中は常に香《かん》ばしく、病魔は近寄ることがなく、よく口のゆがみを治す。このことは世の人の知っているところである。末代の医術にあっては、この治療に及ぶものはない。歯木にするには根が深く地に入り、地下三尺にもなっているものを用いるのが最もよろしい。地上の木は地上の毒がすこぶる多く、地の際《きわ》のものもまた毒があるから、根を用いないで、歯木にはその枝を用いるのである。

一、桑の木の枕の法

桑の木でもって箱のように作り、用いてこれを枕とするならば、目が明らかに見えるようになり、頭痛がなく、悪い夢を見ず、鬼魅も近づかない。効能は多いのである。

一、桑の葉を服用する法

四月の初めに桑の葉を摘んで陰干《かげぼし》にし、九月、十月との間に枝の葉の三分の二がすでに落ちて、枝に残った三分の一の葉をまた摘んで陰干にし、四月に摘んだ夏の葉と、九月と十月との間に摘んだ冬の葉とを等分に秤《はかり》をもって計り、それを粉末にして茶の飲み方と同じ飲み方で服用すれば、腹中に病いはなく、身も心も軽快となる。この服用の効果は仙術である。

一、桑の椹《み》を服用する法

桑の実が熟した時にこれをとり、日に乾して粉末とし、蜂蜜をもってこれを丸め、桐の実の大きさにし、毎日これを空腹のとき、酒で四十丸を服用するのである。久しくこれを服用すれば、身は軽快であって病いにかからない。ただ日本の桑の効力は微かである。

一、高良《こうりよう》薑《きよう》を服用する法

この薬は宋国の高良郡より産出する。宋国、契丹《きったん》、高麗《こうらい》も同じくこれを貴重としており、末世の妙薬である。近年のあらゆる病いを治すに効能がある。すなわち、その細かく粉末にしたものの一匁を酒に入れて服用するのである。禁酒の人は湯に入れてもよい。また薄い粥、米飯にまぜてこれを服用してもよいし、あるいは煎じて服用してもよい。飲む量の多少、飲むことの早晩は、効能の次第によってきめたらよい。毎日これを服用するときは、歯の動きや痛み、腰の痛み、肩の痛み、腹中のすべての病い、脚膝の疼痛、いっさいの骨の痛み、みな治らないものはない。外のいろいろの病いの多くの薬の服用をやめて、ただ茶と高良薑とだけを服用するときは、病いというものはない。近年の冷えの痛みを試みに治すのに、その効果のあることは間違いがない。

一、茶を喫する法

一寸四方大の匙《さじ》に二、三杯、随意にしていいが、それを極めて熱い湯で服用する。ただ飲む湯は少ない方がよい。これまた随意にしていいが、濃いのが美味である。酒を飲んだ後に茶を喫するときは、食べたものの消化をよくする。喉が渇いてなにかを飲まずにはいられない時は、ただ茶を喫するか、桑の湯を飲むがいい。湯とか水とかを飲んではならない。桑の湯、茶の湯を飲まないと、種々の病いにかかる。

一、五香煎を服用する法

青木香《しょうもくこう》一両、沈香《じんこう》一分、丁子香《ちょうじこう》二分、薫陸香《くんろくこう》一分、麝香《じゃこう》少し。

右の五種の香木を別々に粉末にし、粉末にしたものを調和して、毎服その一匁をにえ湯でもって飲む。心臓の病いはこれで治る。すべての種々の病いは心臓より起こるから、この病いを治すことである。五種の香はみなその性質が苦く辛く、この故に妙薬である。

栄西は昔、宋国にあった時に天台山より明州に到ったが、時に六月十日であった。極熱の気候で気絶した。その時に店の主人がいて、「法師は遠くから極熱のなかをやって来て、大いに汗をかいたから、おそらくは病いにかかろう」といって、丁子香一升に水一升半ばかりを加え、長い間かけて煎じつめて、それを二合程にし、栄西に与えて服用させた。

服用すると、その後は身はすがすがしく、心は軽快となった。ここでこの薬が、大熱の時は身の熱をさまして涼しくすることを知り、また併せて大寒の時はよく身を温める効能のあることも知った。丁子香ばかりでなく、この五種の香を煎じて服用するときは、特にその効能がある。

以上、末世にあっての養生の法として、自らに感応を得たことについてこれを記録したのである。みな宋国に留学してうけ伝えた法である。

茶を喫することによっての養生の記　巻の下

此の記録の後、ある人が「茶を喫する人は痩せて病いを起こすと云云」というのを聞いた。この人は自分の考えの間違っていることを知らないのであり、このような人がどうして茶のもつ薬性が自然の効用をもっていることを知ろうか。またいずれの国、いずれの人が茶を喫して病いを起こすなどということがあろうか。そんなことをいうに証拠もない者がとやかく言うのはそらごとでしかなく、茶のもつ効能をいたずらにそしるものであり、またなんの役にも立たない。

また「高良薑は熱をもつもの云云」というものがあるが、これを多くの人が咬んでいるのに、誰が熱を起こしたであろうか。薬性も知らず、病いの相状も識らないでいてとやかくいうべきではない。

およそ宇治の茶と称するのは、その源は建仁寺の栄西禅師に出ている。禅師は仁安三年夏四月に南宋に渡り、四明を出発して天台山に登った路すがら、茶の山を通って人が茶を貴重していて、その茶が大いに薬として効験をもっているものであることを知った。その歳の秋九月船で帰国する日、茶の実の数つぶを携え持って来て、それを久世《くぜ》郡の宇治県に移し播《ま》いた。その地は神聖な霊験のある地で、地味は肥え豊かであり、あたかも宋国の建渓《けんけい》、恵山《けいざん》が、風水の利にめぐまれている如くにそれはめぐまれたものがあったことから、禅師はそこに茶の実を播いたのであろう。その後、我が国の官民の上下にあって、多きにつけ少なきにつけ、それぞれこの茶を珍愛しないものはなかった。

近代にあって茶を飲むことを嗜《たしな》むものは、宇治の茶をもって第一とし、栂尾《とがのお》のそれを第二とする。また諺《ことわざ》に、宇治の茶は清音があり、その外はみな濁音であるという。茶に別称があって無上《むじょう》とか、別義《べつぎ》とか、極無《ごくむ》とかというが、その称を挙ぐればきりがない。

くしきかな、明庵栄西禅師のこの喫茶の記は、末世の人のわずらっている病いの相状を明らかに示し、後の世の子孫にこれを贈りのこして、茶は養生の仙薬であり、寿命を延ばす妙術となることを、教え知らそうとしたものである。ここにこの一文を跋とする。

原文

喫茶養生記　序

入宋求法前権僧正法印大和尚位　栄西録

茶者養生之仙薬也。延齢之妙術也。山谷生之其地神霊也。人倫採之其人長命也。天竺唐土同貴重之。我朝日本亦嗜愛矣。古今奇特仙薬。不可不摘也。謂劫初人与天人同。今人漸下漸弱。四大五臓如朽。然者針灸並傷。湯治亦或不応。若好此治方者漸弱漸竭。不可不怕者歟。昔者医方不添削而治。今人斟酌寡歟。伏惟天造万像。造人為貴。人保一期。守命為賢。其保一期之源在于養生。其示養生之術。可安五臓。五臓中心臓為王乎。建立心臓之方。喫茶是妙術也。厥心臓弱。則五臓皆生病。寔印土耆婆往而二千余年。末世之血脈誰診乎。漢家神農隠而三千余歳。近代之薬味誰理乎。然則無人于詢病相。徒患徒危。有悞于請治方。空灸空損。偸聞今世之医術則含薬而損心地。病与薬乖故也。帯灸而夭身命。脈与灸戦故也。不如訪大国之風。以示近代治方。仍立二門。而示来〔末〕世病相。留贈後昆。共利群生云耳。于時建保二年甲戌歳春正月日。叙。

喫茶養生記　巻上

入宋求法前権僧正法印大和尚位　栄西録

第一　五臓和合門

第二　遣除鬼魅門

第一五臓和合門者。尊勝陀羅尼破地獄法秘鈔云。一、肝臓好酸味。二、肺臓好辛味。三、心臓好苦味。四、脾臓好甘味。五、腎臓好鹹味。又以五臓充五行（木火土金水也）充五方（東南西北中也）。

肝東也。春也。木也。青也。魂也。眼也。

肺西也。秋也。金也。白也。魄也。鼻也。

心南也。夏也。火也。赤也。神也。舌也。
脾中也。四季末也。土也。黄也。志也。口也。
腎北也。冬也。水也。黒也。相〔想〕也。骨髄也。耳也。

此五臓受味不同。好味多入則其臓強。剋傍臓互生病。其辛酸甘鹹之四味恒有而食之。苦味恒無故不食之。是故四臓恒〔強心臓恒〕弱。故恒生病。若心臓病時一切之味皆違。食則吐之。動又不食。今喫茶則心臓強而無病。可知心臓有病之時。人之皮肉色悪。運命由此減也。日本不食苦味。但大国独喫茶。故心臓無病亦長命也。我国多有病痩人。是不喫茶之所致也。若人心神不快之時。必可喫茶。調心臓而除愈万病矣。心臓快則諸臓雖有病不強痛也。

又五臓曼荼羅儀軌鈔云。以秘密真言治之。
肝東方阿閦仏也。薬師仏也。金剛部也。即結独鈷印。誦हूं真言加持。肝臓永無病也。
心南方宝生仏也。虚空蔵也。即宝部也。即結形印。誦त्राः真言加持。心臓則無病也。
肺西方無量寿仏也。観音也。即蓮華部也。結八葉印。誦ह्रीः真言加持。肺臓則無病也。

腎北方釈迦牟尼仏也。弥勒也。即羯磨部也。結羯磨印。誦𑖀𑖾真言加持。腎臓則無病也。

脾中央大日如来也。般若菩薩也。仏部也。結五鈷印。誦𑖪𑖽真言加持。脾臓則無病也。

此五部加持則内之治方也。五味養生則外之療治也。内外相資保身命也。其五味者

酸味柑子、橘、柚等也。

辛味姜、胡椒、高良薑等也。

甘味砂糖等也。一切食以甘為性。

苦味茶、青木香等也。

鹹味塩等也。

心臓是五臓之君子也。茶是苦味之上首也。苦味是諸味之上首也。因是心臓愛此味矣。心臓興則安諸臓也。若人眼有病可知肝臓損也。以酸性薬治之。耳有病可知腎臓損也。以鹹性薬治之。鼻有病可知肺臓損也。以辛性薬治之。舌有病可知心臓損也。以苦性薬治之。口有病可知脾臓之損也。以甘性薬治之。若身弱意消者可知亦心臓之

損也。頻喫茶則気力強盛。其茶功能并採調時節載左。有六条矣。

一、明茶名字

爾雅曰。檟苦茶。一名荈。一名茗。早採者云茶。晩採者云茗也。
西蜀人名苦茶西蜀、国名也。
又云、成都府、唐都之西五千里外、諸物美也。茶亦美也。
広州記曰。皐盧茶也一名茗。
広州宋都之南在五千里外。即与崑崙国相近。崑崙国亦与天竺相隣。即天竺貴物伝於広州。依土宜美茶亦美也。此州温暖無復雪霜。冬不著綿衣。〔是故茶味美也。〕茶美名云皐盧也。此州瘴熱之地也。北方人到十之九死。万物味美。故人多侵。然食前多喫檳榔子。食後多喫茶。客人強令多喫。為不令身心損壊也。仍檳榔子与茶極貴重矣。
南越志曰。過羅茶也一名茗。
陸羽茶経曰。茶有五種名。一名茶。二名檟。三名蔎。四名茗。五名荈。加茆為六
魏王花木志曰。茗。

二、明茶形容

爾雅曰。樹小似梔子木。
桐君録曰。茶花状如梔子花。其色白。
茶経曰。茶似梔子葉。花白如薔薇。

三、明茶功能

呉興記曰。烏程県西有温山。出御荈。
御言供御也貴哉。
宋録曰。此甘露也。何言茶茗焉。
広雅曰。其飲茶醒酒。令人不眠。
博物志曰。飲真茶令少眠。
以眠令人味劣也。亦眠病也。
神農食経曰。茶茗宜久服。令人有悦志。
本草曰。茶味甘苦微寒無毒。服即無瘻瘡也。小便利、睡少、去疾渇、消宿食。一切病発宿食。

　宿食消故無病也。

華他食論曰。茶久食則益意思。

　身心無病。故益意思也。

壺居士食志〔忌〕曰。茶久服羽化。与韮同食令人身重。

陶弘景新録曰。喫茶軽身換骨苦。骨苦即脚気也。

桐君録曰。茶煎飲令人不眠。

　不眠則無病也。

杜育荈賦曰。茶調神和内。倦懈康除。

　内者五内也。五臓之異名也。

張孟登成都楼詩曰。芳茶冠六清。溢味播九区。人生苟安楽。茲土聊可娯。

　六清者六根也。九区者漢也〔地〕謂九州也。区者域也。

本草拾遺曰。皐盧苦平。作飲止渇。除疫。不眠。利水道。明目。出南海諸山。南人極重。

　除温疫病也。南人者謂広州等人。此州瘴熱地也。瘴此方云赤虫病也唐都人補任到此、則十之九不帰。食物味美難消。故多食檳榔子喫茶。若不喫則侵身也。日本則寒地。故無此難。而尚南方熊野山夏不登渉。為瘴熱地故也。

天台山記曰。茶久服生羽翼。

以身軽故云爾。

白氏六帖茶部曰。供御。

供御非卑賤人食用也。

白氏文集詩曰。午茶能散睡。

午者食時也。茶食後喫故云午茶。食消則無眠也。

白氏首夏詩曰。或飲一甌茗。

甌者小器茶盞之美名也。口広底狭也。為令茶久而不寒。器之底狭深也。

又曰。破眠見茶功。

喫茶則終夜不眠。而明日不苦身矣。

又曰。酒渇春深一盃茶。

飲酒則喉乾引飲。其時唯可喫茶。勿飲他湯水等。必生種種病故耳。

観孝文云。孝子唯供親。

言為令父母無病長寿也。
宋人歌云。疫神捨駕礼茶木。
本草拾遺云。上湯除疫貴哉茶乎。
上通諸天境界。下資人倫。諸薬各治一病。唯茶能治万病而已。

四、明採茶時

茶経曰。凡採茶在二月四月之間。
宋録曰。大和七年正月。呉蜀貢新茶。皆冬中作法。為之詔曰。所貢新茶宜於立春後造。
意者冬造。有民煩故也。自此以後皆立春後造之。
唐史曰。貞元九年春初税茶。
茶美名早春。又曰芽茗。即此義也。
宋朝比採茶作法。天子上苑中有茶園。元三之間多集下人令入其中。言語高声徘徊往来。則次日茶牙萌一分二分。乃以銀鑷子採之而後作蠟〔蠟〕茶。一匙之直至千貫矣。

五、明採茶様

茶経曰。雨下不採。雖不雨而亦有雲不採。不焙。不蒸。用力弱故也。

六、明茶調様

見宋朝焙茶様。朝採即蒸即焙。懈倦怠慢之者。不為事也。其調火也。焙棚敷紙。紙不焦様。工夫焙之。不緩不急。竟夜不眠。夜内焙畢。即盛好缾。以竹葉堅封缾口。不令風入内。則経年歳而不損矣。

已上末世養生之法如斯。抑我国人不知採茶法。故不用之。反譏之曰。非薬。是則不知茶徳之所致也。栄西在唐之日。見其貴重於茶如眼。賜忠臣。施高僧。古今義同。有種種語不能具書。聞唐医語云。若不喫茶人失諸薬効。不得治病。心臓弱故也。庶幾末代良医悉之。

喫茶養生記巻上

喫茶養生記　巻下

入宋求法前権僧正法印大和尚位　栄西録

第二遣除鬼魅門者。大元帥大将儀軌秘鈔曰。末世人寿百歳時。四衆多犯威儀。不順仏教之時。国土荒乱。百世亡喪。于時有鬼魅魍魎。乱国土悩人民。致種種病無治術。医明無知。薬方無済。長病疲極無能救者。爾時持此大元帥大将心呪念誦者。鬼魅退散。衆病忽然除愈。行者深住此門修此法者。少加功力。必除病。復此病祈三宝。無其験。則人軽仏法不信。臨爾之時。大将還念本誓。致仏法之効験。除此病還興仏法。特加神験。乃至得果証。以之思之。近年之病相是也。其相非寒。非熱。非地水。非火風。是故近医多謬矣。其病相有五種。若左。

一、曰飲水病。此病起於冷気。若服桑粥則三五日必有験。永忌薤蒜葱勿食之矣。鬼

病相加治方無験。以冷気為根源耳。服桑粥。百一無不平復矣。忌薤以病増故

二、曰中風手足不相従心病。此病近年衆矣。亦起於冷気等。以針灸出血。湯治流汗為害。須永却火忌浴。只如常時。不厭風。不忌食物。漫漫服桑粥桑湯。漸漸平復百一無厄。若欲沐浴時。煎桑一桶。三五日一度浴之。浴時莫至流汗。若湯気入内流汗。必成不食病。是第一治方也。冷気。水気。湿気。此三種治方。亦復若斯又加鬼病故也。

三、曰不食病。此病復起於冷気。好浴流汗。向火為厄。夏冬同以涼身為妙術。又服桑粥。

已上三種病皆発於冷気。治方是同。末代多是鬼魅所著。故用桑耳。桑下鬼類不来。又仙薬上首也。勿疑。

四、曰瘡病。近年、此病発於水気等雑熱。非疔非癰。然人不識而多悞治方。但自冷気発故。大小瘡皆不負火。由此人皆疑為悪瘡。灸則得火毒。故腫増。火毒無能治

者。大黄。水寒。石寒為厄。因灸弥腫。因寒弥増。宜斟酌耳。若瘡出則不問強軟。不知善悪。牛膝根擣絞。絞汁傅瘡。乾復傅則傍不腫。熟破無事。膿出則貼楸葉。悪毒之汁皆出。世人用車前草尤非也。思之。服桑粥桑湯五香煎。若強須灸。亦宜依方。謂初見瘡時。蒜横截厚如銭。貼之瘡上。固艾如小豆大。灸之。蒜焦可替。不破皮肉。及一百壮即萎。火気不徹。必有験矣。灸後傅牛膝汁。貼楸葉。不可用車前草。

芭蕉根。亦有神効。

五、曰脚気病。此病発於晩食飽満。入夜而飽飯酒為厄。午後不飽食為治方。是亦服桑粥桑湯高良薑茶。奇特養生妙治也。

新渡医書云。患脚気人晨飽食。午後勿食。

長斎人無脚気。此之謂也。近人万病皆称脚気。可笑。呼病名而不識病治方耳。

已上五種病者皆末世鬼魅之所致也。然皆以桑治之。頗有受口訣于唐医矣。又桑樹是諸仏菩提〔薩〕樹也。携此木則天魔猶不能競。況諸余鬼魅之附近乎。今得唐医口伝治諸。無不得効験矣。近年皆為冷気所侵。故桑是妙治之方也。人以不知此旨。多致夭害。近年身分之病。多冷気也。其上他疾相加。得其意治之。皆有験矣。今之脚痛亦非脚気。是又冷気也。桑牛膝高良薑等。其良薬也。桑方註左。

一、**桑粥法**

宋朝医曰。桑枝如指三寸截。三四細破。黒豆一握。倶投水三升灼料煮之。豆熟。却桑加米。以水多少。計米多少。煮作薄粥。冬自鶏鳴。夏自夜半初煮。夜明煮畢。空心服之。不可添塩。毎朝不懈。而食之則其日不引水。不酔酒。身心亦静也。桑之当年生枝尤好。根茎大不中用。桑粥総治衆病。

一、**桑煎法**

桑枝二分許截燥之。木角焦許燥可割。置三升五升盛嚢久持弥可。臨時水一升許木半合許。煎服。或雖不燥煎服無失。生木復宜。新渡医書云。桑水気脚気肺気風気。癰気。遍体風痒乾燥。四肢物率〔拘攣〕。上気眼暈。咳嗽口乾等病。皆治之。常服消食。利小便。軽身。聡明耳目。

仙経云。一切仙薬。不得桑煎不服。

就中飲水不食中風。最秘要也。

一、**服桑木法**

鋸截屑細。以五指撮之。投美酒飲。能治女人血気。腹中万病無不悉瘥。常服則得長寿無病。是仙術也。不可不信。

一、**含桑木法**

削如歯木。常含之。則口舌歯幷無病。口常香。魔不附近。善治口喎。世人所知。末代医術。何事如之。用根入土三尺者最好。土上頗有毒。土際亦有毒。故皆用枝也。

一、**桑木枕法**

如箱造用枕之。明目無頭風。不見悪夢。鬼魅不近。功能多矣。

一、**服桑葉法**

四月初採陰乾。九月十月之交三分之二已落。一分残枝復採陰乾。夏葉冬〻葉等分以秤計之。抹如茶法服之。腹中無疾。身心軽利。是仙術也。

一、**服桑椹法**

熟時収之。日乾為抹。以蜜丸桐子大。毎日空心酒服四十丸。久服。身軽無病。但日本桑力微耳。

一、**服高良薑法**

此薬出於宋国高良郡。唐土契丹高麗同貴重之。末世妙薬也。治近歳万病有効。即細抹一銭投酒服之。断酒人以湯又水粥米飯服之。或煎服之。多少早晩以効為期。毎日服。則歯動痛。腰痛。肩痛。腹中万病。脚膝疼痛。一切骨痛。無不皆治。捨百薬而唯服茶与高良薑則可無病。近年冷気。試治無違耳。

一、**喫茶法**

方寸匙二三匙。多少随意。用極熱湯服之。但湯少為好。其亦随意。

殊以濃為美飲酒之後。喫茶則消食也。引飲之時。唯可喫茶飲桑湯。勿飲湯水。桑湯茶湯不飲則生種種病。

一、**服五香煎法**

青木香　一両　沈香　一分　丁香　二分

薫陸香　一分　麝香　少

右五種別抹抹後調和。毎服一銭沸湯。飲之。以治心臓。万病起於心臓。五種皆其性苦辛。是故妙也。栄西昔在唐時。従天台山。到四〔明〕州。時六月十日也。極熱。気絶。于時有店主言曰。法師遠来。多汗。恐発病也。乃取丁子一升水一升半許。久煎為二合許。与栄西服之。其後身涼。心快。是以知。其大熱之時能涼。大寒之時能温。此五種特有此徳耳。

已上末世養生法。以得感応録之。皆於宋国有稟承也。

喫茶養生記巻下

此記録後聞之。喫茶人痩生病云云。此人不知己所迷。豈知薬性自然用哉。復於何国何人喫茶生病哉。若無其証者。其発詞空口引風徒毀茶也無米銭利。又云。高良薑熱物也云云。是誰人咬而生熱哉。不知薬性。不識病相。莫説長短矣。

凡称宇治茶者。本出自建仁栄西禅師。本朝仁安三年夏四月。入南宋発四明登台嶺。路経茶山。見其貴重之而丕有薬験。秋九月帰檝之日。遂齎持茗実数顆。移植之久世郡宇治県。以其地神霊肥饒。宛似建渓恵山有風水之利故。播殖之者歟。爾後。国朝官民。無大無小無不珍愛之。近代嗜茶者。以宇治為第一。栂山次之。且諺曰。至宇治茶有清音。余皆濁音也。有茶之別称。曰無上。曰別義。曰極無。其余不遑枚挙焉。奇哉。明庵西公。喫茶記明示末世病相。留贈后昆。以要令知是養生之仙薬。有延齢之妙術也矣。於是乎跋。

栄西と『喫茶養生記』

序　禅と茶――飲茶の風をたどって――

飲茶のおこり

中国・朝鮮や東南アジアの国々を旅行し、同じ嗜好ながら食べもの、飲みものの微妙な味わいの違いを幾度か経験したが、その違いの一つに飲茶がある。その茶といえばすぐに酒を思い起こすが、飲酒にしても同じアジアの国々でも、その飲み方が随分異なる。飲茶・飲酒を一例に取っても、それぞれの国にあってそれぞれにその風を別にする歴史があり、また変遷のあることをつくづく感ずる。

我が国に飲茶の風が伝わったのは、恐らく中国からであろうが、中国でこの風が起こったのは、陸羽《りくう》の『茶経』に記すところによると、神農氏に始まったとし、唐代になると盛んになり、長安、洛陽はいうに及ばず、荊州すなわち湖北省江陵あたりから渝州すなわち四川省重慶付近にまで及んで、軒並に皆が飲むほどになっていたと伝える。それが宋代になると一層広まったであろうことは、『茶経』に並ぶ書といわれる蔡襄《さいじょう》の『茶録』や、徽宗《きそう》皇帝の撰という『大観茶論』のような茶書が著わされ、そのなかで飲茶のことを縷々《るる》として記している一事を見てもおよそ知り得る。もちろん、そこには茶の製法の発達があり、したがって飲み方の違いが起こっていることはいうまでもない。

茶の製法をいうには、もちろん茶の栽培があったわけであり、需要供給の原則は昔とて変わることなく、飲茶が流行するに伴ってその需要に応えるべくその栽培が広く行なわれることになったわけであるが、栽培にはおのずから気候・風土・地味の条件があり、したがって、茶の産地というものが、すぐれた茶を生産するために定まるということになった。そうした点についても『茶経』などに詳しくそれが記され、生産された茶の良し悪しについてもいっている。

もっとも、飲茶が盛んになるには、飲んでそれなりの効用があってのことでなくてはならず、事実『茶経』はそのことを記すに併せ、飲み方を誤ると逆効となることもいっている。

効用といえば、同経に「忿《いか》りをのぞくには酒を飲むのがいいし、ねむけを払うには茶を飲むのがいい」（意訳）とある。まことに酒・茶についていい得て妙なるものがある。ねむけを払う効能があることは科学的にも確かであり、緑茶はカフェインとビタミンCとを多く含有し、カフェインには利尿作用と共に強心作用、興奮作用があり、ビタミンCには壊血病を防ぐ作用があるといわれる。昔の医学知識ではカフェインを発見することはできなかったが、飲めば作用するその効果のあることについては、長い経験からそれを知っていた。

飲茶法の変遷

茶の薬効に併せてそれを飲むことが流行したもう一つの理由は、いうまでもなくそれが美味であったことである。上記の茶書のいずれにも、どうしたら美味の茶を飲むことができるかについて、多くの文字を費やして説いている。『大観茶論』を例に引くと、「甘い香りがして、濃い滑らかさがあるのが一番の味である」（意訳）ことをいっている。

それにはもちろん、茶のたて方が肝要であり、上記の茶書にはいずれもそれを詳しく説いている。宋代になるとすでに粉末にした茶に湯をそそぎ、茶筅《ちゃせん》でもってかき回して飲むたて方が行なわれているが、茶そのものの吟味はいうに及ばず、水・

湯のことから、わかす湯の燃料のことまで厳しくいっている。茶のたて方は茶の製法に由来するが、大体、葉を摘みとって蒸し、それを臼《うす》に入れて杵《きね》でつきかため、焙炉《ほいろ》で乾かし、そのかためた茶を槌で砕き、臼でひいて粉末にして飲むという飲み方が広く行なわれたが、なかには葉を煮て、羹《あつもの》にして飲んだり、いろいろのものと混ぜ、煮たてて飲むということもされた。また茶釜で茶の葉を煮たてて飲むという我が国での飲茶の法も、唐代にはもう行なわれていた。

ところで、上記のいずれの茶書にあっても、茶器のことをこまごまと記しており、なかんずく茶盞《ちゃさん》の良し悪しをいっていることは注目しなくてはならない。つまり同じ飲むにも飲む器物を選ぶということである。素晴らしい器物で、おいしい茶を飲むことができたら、味覚を一層たかめることになることはいうまでもない。

こういうことから、飲茶の歴史は、素晴らしい茶盞の製作を焼きものの歴史の上に跡づけることにもなった。宋代の茶盞に見事なものが焼かれるに至ったのは、その一例と見ていい。

このことは味覚に加えて、美意識による器物の鑑賞を伴った飲茶となったが、一方にまた天目茶碗が物語るような儀礼の飲茶が起こった。天目茶碗は必ずや天目台に載せて用いられたものに違いないが、この茶碗は今日貴人の饗応に使われているように、儀礼用のものであったろうことを窺わしめる。この茶碗に天目の名称のあるのは中国の浙江省の天目山で常用されていたことに基づくと伝えるが、すでに唐代に禅院で行なわれていた点茶が、宋代になってこの茶碗を禅院で仏前への供茶《くちゃ》用に、あるいは衆僧の茶礼《されい》用に使うことになったのかも知れない。

禅院の茶

唐代には飲茶の風が盛んに行なわれたことについては上述したとおりであるが、唐代に栄えた禅宗のなかにもこの風が導入されたことについては、充分推測ができる。禅と飲茶との結びつきは、坐禅を続けるに時として睡魔に見舞われがちであることから、これを防ぐために茶に含むカフェインの効用をひそかに考えて、これを飲むことを誰とはなしに始めたことかと思われるが、規矩の厳しい禅院ではこの効用を踏まえて、儀礼として飲茶の風を厳しく行なうことになったものと思われる。

禅院の規矩を規定しているものに、有名な『百丈清規《はじょうしんぎ》』があり、今その遺存するものは元代の重修本ながら、そのなかに頻りに点茶のことを記していることは、この清規が撰せられた唐代にあって、茶礼が折にふれて行なわれていたものとみてまず間違いはない。唐代の趙州和尚に「喫茶去《きっさこ》」の語のあるその一例から推してもそれがわかるし、事実『百丈清規』を見ると、茶状《さじょう》すなわち茶に招く書状をもって賓客を茶に請じており、特為茶《とくいちゃ》といって特に茶に請ずるといったことをしていることが知られるし、勧茶《けんさ》といって特に人に茶を勧めたりしていることが知られる。

禅院での修行僧が数多くなると、行乞《ぎょうこつ》をしただけでは僧たちの生活が支えられなくなり、作務《さむ》といって労働に従事し、生活の自給自足を図らなくてはならなくなり、その作務をもって、いわば動的坐禅とする考えが唐代の禅宗に起こってきたが、その作務の一つに禅院での茶礼用の茶を栽培することもされるようになり、『百丈清規』の著者である百丈の弟子の潙山《いさん》の伝のなかに、茶を摘む話が見えており、臨済の伝には茶園のあったことも見えている。

宋代になって禅院での茶礼が更に多く、しかも大規模に行なわれることになり、「大坐茶湯」といって修行僧を僧堂に招いて、皆が一堂に坐して茶礼を行なうような儀式も営まれたことが、長蘆の『禅苑清規』に見られる。この『禅苑清規』を読んでいくと、茶に関してのいろいろのことが記されているのに驚くが、今日茶を服するに菓子が添えられるように、そうしたことがすでに行なわれていることなども知られる。

松風を聴く

禅院で飲茶の風が盛んに行なわれたことから、禅僧の語録のなかに茶のことが屢〻いわれていても不思議ではないが、南宋の虚堂《きどう》の語録に次のような一偈《いちげ》のあることは、極めて興味深い。この一偈を解釈するに、見馴れない文字が並んでいて、一般には何をいっているのかわからないことになるかも知れないが、原文を挙げて大意をいうと次のごとくになる。その一偈とは楼司令という司令の官にある楼氏に、茶を贈るに当たってよんだものであるが、

暖 風 雀 舌 鬧 芳 叢　　暖風雀舌《じゃくぜつ》　芳叢《ほうそう》に鬧《さわが》し
出 焙 封 題 献 至 公　　焙《ばい》を出《いだ》し封題《ほうだい》して至公《しこう》に献ず
梅 麓 自 来 調 鼎 手　　梅麓《ばいろく》もとより調鼎《ちょうてい》の手
暫 時 勺 水 聴 松 風　　暫時水を勺《く》んで松風《しょうふう》を聴く

というのである。「暖風」は春の暖かい風、「雀舌」は茶の若芽、「芳叢に鬧し」は

茶園での茶摘みのにぎやかさ、「焙を出す」は摘んだ茶をあぶるために焙炉《ほいろ》を出すこと、「封題して至公に献ず」とは茶を包みに封印して楼司令に献ずること、「梅麓」は楼氏の号、「調鼎の手」は王佐の才をいうに併せて茶を按排すること、「暫時」は閑暇の時、「水を勺んで松風を聴く」とは釜に水を汲み、湯をわかしてその沸く音を聴くこと。

この一偈に興味深いものがあるというのは、茶の湯で釜のたぎる音を松風というが、そうした表現は、南宋あたりでいわれていたことの輸入に外ならないということである。『茶経』では湯の沸くことを一沸とか、二沸とか、三沸とかいっているが、それが南宋の頃になるとその声《おと》を松風に託していうことにもなった。飲茶の風が薬料・飲料ということから、茶礼を重視するものになっていった過程が、この一事にも端的に知られるような気がしてならない。

話が後先になったが、茶の湯という語は、上記の茶書がいずれも茶をたてるのに湯加減を喧《やかま》しくいっていることから、それに基づいてできた国語ではなかろうか。

栄西の『喫茶養生記』

ところで、中国でこのような発達をなした飲茶の風が、どのような経過をたどって伝わり、いわゆる茶の湯と呼ばれる儀式の茶となったかである。唐代の文物が我が国に多く流入していることから推すに、唐代に広く行なわれていた飲茶の風が我が国に伝わらなかったはずはないが、その詮索はともあれ、『茶経』にいっているところを、薬料として伝えるに喫茶は養生の法であるとし、自ら入宋《にっそう》して見聞した事実に照らしてこれを説いたのは、何としても栄西が初めてである。

栄西は茶の薬効を信ずるに、茶の実を将来し、それを播いて栽培してその収穫を期するという遠大な計画を立て、それを実行したのであるが、ただ奇異の感に堪えないのは、二度にわたる入宋において、宋朝の禅院で茶礼としての茶が盛んに行なわれていて、それを親しく見聞したに違いないにもかかわらず、この著の『喫茶養生記』にあっては、妙にそれにふれることがない点である。このことについては、私見をいささか後で述べよう。

栄西が上述の『禅苑清規』を見ていたことは、その主著である『興禅護国論』に引用していることからも疑いがなく、それでいて、この清規の随処に見える茶礼についていないのは、一体どうしたことによるのであろうか。

茶と禅との結びつきを、栄西は入宋して確かに知ったであろうが、肝心の禅そのものの教えが、まだ容易に受け容れられない事情にあったことから、栄西は禅院における茶礼というにはまだその時期ではないと見、喫茶による養生をまず説くことによって、茶のもつ意味をまず明らかにし、時機の熟するのを待ったものと考えられる。

それにしても喫茶の養生をいうのに、密教的教説を多分に取りいれていることは、喫茶の風を信仰として基礎づけようとしたものであり、その点、『茶経』を充分読んでの上での、この一書の著述となったのであろうが、『茶経』とは内容が似て非なるものとなっていることは、この一書の特質といえよう。

栄西入滅後三十年、南宋より蘭渓道隆が来朝し、この来朝を契機にして宋朝の禅僧が陸続として渡海して来、また我が国より円爾《えんに》等の入宋があり、宋朝禅がにわかに興ることになったのは、無住が『雑談集《ぞうだんしゅう》』のなかで「……コトニ隆老唐僧ニテ建長寺、如ニ宋朝ノ作法一行ハレシヨリ後、天下ニ禅院ノ作法流布セリ、時ノ至ルナルベシ」といっているごとくであるが、茶礼の法も「禅院ノ作法」として、流布することになったものとみられる。しかし、やがてそれが宋朝禅に対する日本禅の勃興ともいうべき進展を見ることになった間に、禅院の茶礼の日本化ともいうべきものが始まり、それが我が国独自の茶の湯となったものと考える。

このことについては、聖冏《しょうげい》の『禅林小歌』、玄恵の『喫茶往来《おうらい》』などにふれて、もう少しいわなくてはならないことがあるが、この『喫茶養生記』に付す序としては、この文の範囲を超えることになり、ここではこれ以上ふれることは避けよう。何はともあれ今の場合は、この『喫茶養生記』にいっていることを、よくよく理解することが、喫茶の歴史を知る基礎ではなかろうか。また禅と茶との結びつきを知るについてももちろんそうである。

終わりに一言するが、偶〻栂尾《とがのお》の明慧《みょうえ》上人の伝記を見ていたら次のような記事のあることに気づいた。

「建仁寺の長老より茶を進《まいら》せられけるを、医師に是を問ひ給ふに、茶は困《つかれ》を遣《や》り、食気を消して快からしむる徳あり、然れども本朝に普《あまね》からざる由申しければ、其の実を尋ねて両三本植ゑ初めけり、誠に眠りをさまし、気をはらす徳あれば、衆僧に服せしめられき。或は人語り伝へて云はく、建仁寺の僧正御房、大唐国より持ちて渡り給ひける茶の子を進せられけるを、植ゑそだてられける云々」（『栂尾明慧上人伝記』）

「建仁寺の長老」、「建仁寺の僧正御房」とは、いうまでもなく栄西のことであり、栄西が明慧に、将来した茶の実を贈り、その栽培がなされたことを伝えていて、いわゆる栂尾の茶というものが、これによって起こったことが領かれる。明慧は実際に坐禅修行をつとめた人であり、その茶の効能を知って、自らも服し、衆僧たちにも、睡気をさまし、はらすために、これを服せしめたことが、これによって知られる。

一　栄西の生涯

七十五歳の生涯

栄西の伝をここでくだくだしくいうことはやめよう。およそ伝というものは私自身にとってもそうであるが、一般の読者にとっても四角四面のことを縷々として述べてもそう興味のあることではない。

伝といえば出生から終焉に至るくさぐさの出来事を、もっともらしく大仰に記して述べるのが通例であるが、考えてみればくだらぬことである。

伝は簡単明瞭に年譜のようなかたちで手っ取り早くて端的に、しかも便宜に述べるに如《し》くはなかろう。ついては巻末に略年譜を掲げて、栄西伝はこれに尽きるとしたい。

それにしても、人の伝を顧みて、つくづく思うことは、人運、時運である。それが大きくその人の一生を左右し、好運、不運が期せずしてその浮沈を決定づけ、ひいては成功、不成功までを意義づけるのであるから恐ろしい。

栄西はその運のどちらを辿ったかというと、少なくとも少年時代は恵まれた環境に育ち、当時としてはエリートコースを歩んだ。叡山に登って出家受戒して仏教の学問修行をし、生来学問好きでもあったことから、『倶舎論《くしゃろん》』、『婆沙論《ばしゃろん》』などといった仏教の基礎的知識を早くに学んだ。そして究極的には天台の教義を学び、天台密教を身につけるべく、就くべき師を求めるに及んで、得難い師の縁に恵まれた。

そして成長しては入宋《にっそう》まで志し、それを達することにもなった。栄西が七十五歳で没した年の建保三年（一二一五）に著わした『入唐縁起《にっとうえんぎ》』のなかで、若き頃入宋を志したことについて述懐し、自分が入宋を志し、その志をとげたのは成尋阿闍梨《じょうじんあじゃり》あるいは三河入道寂照以来のことであるとし、成尋の入宋より数えて七十八年、寂照のそれより隔たること百四十九年であったとし、久しく絶えてなかった入宋を計ったものであったことをいささか自負していっている。

入宋を可能にしたもの

栄西が初めに入宋したのは仁安三年（一一六八）四月、二十八歳のことであるが、一体どうした機縁からそうした運びとなったのであろうか。栄西の出生は備中の吉備津宮《きびつぐう》の一神官の子としてであったといわれ、別に富裕な家庭に生まれ、育ち、成人したというわけではない。たかが一神官の倅として生まれ、叡山に登って出家をなし得たことさえもなにかのつてがあり、それに伴う経済的な裏付けがなくては叶わぬことであったろうが、こともあろうに入宋を志し、それを達し得たことは、当然それに要した経済的な莫大な額に及ぶ費用の調達なり、保証がなくてはならなかったことはいうまでもない。それをどうして賄ったのであろうか。

このことに関しては、どの栄西伝も、極めて易々としてそれが果たされたごとくに記しているが、果たしてそんなことができたであろうか。このことについては、拙稿の「栄西研究」㈠・㈡・㈢（『禅文化研究所紀要』第七・八・十号、講談社刊『古田紹欽著作集』第二巻所収）のなかで、かねて抱いていた疑義としてふれているので、ここでは改めて立ち入って再説することを避けよう。ただ一言だけふれれば、栄西の家系の上に、鎮西にいた宋人の豪商とつながる縁があり、が達せられたであろうということである。

そして一方、叡山の座主《ざす》として勢力を振るっていた明雲《みょううん》に接近していて、そのバックアップがこれまたあったろうということである。この関係についても同じ拙稿にやや詳しくふれているので、その事実があったことのみをここで指摘しておこう。

なんといっても栄西という人は、金の運についていた人であり、不思議な星の下に生まれた人である。

この第一次の入宋はわずか六ヵ月ほどの短期間であったが、帰国に際して天台の新章疏《しょうそ》三十余部六十巻をもたらし、明雲に献じた。

入宋にあたって栄西は当然渡航費、滞在費を用意したわけであるが、加えて典籍を購入し得るだけの費用をあらかじめ弁じていたものに違いなく、六十巻もの大部のものを持って帰ったことは、考えれば考えるだけ、どれだけの資金を調えたものか見当がつかない。それが弱冠二十八歳の青年僧のしたことであってみれば、栄西はそれによほどの才覚があったものといわなくてはならない。とにかく栄西は、学問する運にも、そのための資縁の運にも恵まれたのであり、帰国するや時代のエリートとして仏教界に嘱望され、注目されたことは想像に難くない。

明雲の存在

この場合、新帰朝者として栄西をバックアップして、出世コースに押し上げるものがあったとすれば、それは明雲であったに違いなく、明雲は第五十五代の天台座主として治山十年にも至って叡山に実力を占めていた。ところが安元三年(この年八月四日、治承と改元)(一一七七)五月、叡山の衆徒の起こした事件から勅勘を受けて座主職を停廃され、配流という前代未聞のことが勃発した。栄西は大きな支柱を失ったに違いない。明雲はこの後、第五十七代の座主として還補《げんぶ》にはなったものの、最終的には平家の護持僧であったことから、平家の都落ちに伴い、平家を追って入京した義仲の軍に討たれるということになり、栄西は叡山との結びつきを、明雲に近かっただけに完全に失った。人間の運命は思わぬことによって分かれるものである。もし明雲が非業の死を遂げることにならなかったら、栄西は明雲側近のエリートとして叡山に重きを占めることになったかも知れない。

雌伏時代の栄西

明雲は寿永二年（一一八三）十一月十九日に死没したが、栄西が帰朝してこの年に至るまで十五年を経過し、この年栄西はすでに四十三歳となっていたが、それまでに至る間、栄西の伝の上に不明のところが少なからずあり、わかっている限りでは、備前、備中、筑前あたりにあって著述につとめ、あるいは『法華経』を講じたり、宋朝からの一切経の渡来を願い求めたりしていることである。エリート栄西が世にうもれていることを余儀なくされた時代である。

承安五年（この年七月二十八日、安元と改元）（一一七五）正月、栄西三十五歳の著である『出纒大綱《しゅってんたいこう》』一巻を見るに、その撰号に、「渡宋巡礼沙門　智金剛栄西記」とあり、前記のように遡っては百何十年来という輝かしい渡宋に成功して帰朝した経歴に誇りを抱いて「渡宋巡礼沙門」とわざわざ記し、遥か都に思いを馳せ、筑前にあってこの著を草しながらじっとしていなくてはならなかった。

もっとも、この間は平氏が没落して北条氏が起こり、政権の交替にまさに結末がつけられようとしている時代であり、栄西は鎮西の地に都の動乱を避けていたともみられる。

朝廷への接近

栄西は寿永二年冬まで、少なくとも筑前にいたが、その翌々年の文治元年（一一八五）になると、栄西の名声は京都にようやくにして知られることになった。鎮西にあっては小冊ながら幾冊かの著述をあいついでなし、顕密二門の盟主と一世に称されるに至った。京都に出る機会を得ると、たちまち王臣の敬慕を受け、特に後鳥羽天皇に召され、勅を奉じて神泉苑に雨を祈るということになった。時に栄西の十指より大光明を放ち感応があってたちまち甘露が草木に降り、葉上の露中にすべて栄西の影を現ずるという奇瑞が起こった。天皇はこれを見て歎異になり、葉上《ようじょう》の号を賜わり、かつ平侍郎頼盛の奏請によって紫衣を賜わった。

栄西の朝廷への接近はこの時より始まったのであり、これがやがて栄西の京都にあっての布教活動の布石となった。ここに平頼盛の名が現われるのは、さきに栄西が宋人の豪商の庇護を受けたであろうといったことの一証左ともなる。というのは、頼盛は大宰大弐《だざいだいに》として現地に赴任し、宗像《むなかた》社の領家職《りょうけしき》を知行していたことがあり、栄西は宗像の大宮司の宗像氏と姻戚関係にあった宋人の豪商王《おう》氏と、これまた姻戚関係があったと考えられるからである。この点については、上記の拙稿「栄西研究」のなかで論及しているのでこれ以上ふれないが、結論的にいえば、栄西が庇護を受けた宋人の豪商とはその王氏であったことであり、第一次の入宋および鎮西における栄西の活動は、すべて王氏あるいは宗像氏との結びつきによるものと推定されるのである。栄西が頼盛を知ったのも、その結びつきによることはまず間違いなかろう。宗像大社の座主で入宋し、一切経の書写をなし遂げた良祐《りょうゆう》は、栄西の実弟とする説も充分成り立つが、ここでは同じく上記の拙稿に譲ってこれ以上立ち入らない。

再度の入宋

栄西はいったん鎮西に帰ったが、頼盛を知り、頼盛の帰依を受けたことから再び上洛する機会を摑んだ。この上洛は、その前年の元暦元年（一一八四）に重ねて入宋し、インドまでも赴いて釈迦の八塔を拝しようと企てることがあったというから、ひそかにそれを考え、要路の人にその計画について意見を打診するためであったかも知れない。頼盛は栄西の入宋計画には賛成でなかったというから、頼盛は栄西にその志のあったことをかねてから知っていたことになる。

栄西は鎮西にあって商船による通交から、宋人を通じて宋の仏教事情を耳にするたびに、新しい時代に仏教を教え説くには、海の彼方の仏教を学び伝えるに如《し》くはないと思った。第二次の入宋に先立って著わした『菩提心論口決』の冒頭に「濁世《じょくせ》に末法を証さんに、凡《およ》そ仏智を探らん。ただ陵遅《りょうち》を哀しみ三国を訪ねんと欲す」といっていることは、入宋の目的が何にあったかを端的にいっている。幸いにこの場合も経済的支援のめどが身辺に整っていたことから、その機会をねらっていた矢先、入宋をとどめていた頼盛が文治二年(一一八六)六月に卒したこともあり、急遽その翌年四月、遂に入宋を遂げた。

虚庵を訪ねる

思うに、この第二次の入宋を栄西が図った時、栄西は叡山の仏教とはもはや訣別する考えをもった。叡山から明雲の側近であったとして白眼視されたであろうこともさることながら、叡山の仏法に絶望感をもった。ついては仏教の源流を中国、インドにさぐって、日本仏教は仏教の根本精神に戻らなくてはならぬと考えた。そしてそのはやる心がインド行のいわば途方もない計画となった。

その頃宋国よりインドに至る西域の道は北蕃の勢力下にあって塞がっていて、栄西の目的は達せられなかったが、もし道が通じていたら実際に至っていたかも知れない。途を塞がれた上はしょせん中国にとどまることになり、かねて耳にしていたであろう虚庵懐敞《きあんえしょう》を天台山万年寺に訪ね、虚庵が天童山へと移るに従ってさらに参じた。

ここに、はしなくも栄西は虚庵の嗣承している臨済宗黄竜派の禅を修めることになった。そして在宋五年の歳月をこの師の下に重ね、虚庵の印可を受けて帰国することになった。在宋中に一切経を読むこと三度に及んだというが、仏教を学問としても根源的に究め直そうという考えは、禅を修行するなかにも失わなかった。

堂宇の修営

密教については、栄西は虚庵をはじめ、宋の禅師に灌頂《かんじょう》法を授けるところがあったともいわれ、栄西の在宋中の活動は宋人に尊崇されることも少なくなかった。孝宗の勅によって雨を祈って雨を降らせたことによるとも、疫病を除くことを祈ってそれを除いたことによるともいうが、奇瑞を示して千光《せんこう》の号を受けるということもあった。それに併せて天台山の智者大師の塔院の廃毀に資金を喜捨し、万年寺では三門の両廊の欠けたのを興造し、天童山千仏閣の改築を行なうということもなした。栄西の在宋中のこうした足跡は、宋人の高く評価しているところで、その記録をいまにとどめもしている。

とにかく、栄西は在宋五年の間に実に精力的な活動を続けた。そして帰国にあたっては、日本にない新宗の一宗をなんとしても伝えようとしたのであり、そして仏法の陵遅を興さなくてはならぬとしたのである。

このことは第一次の入宋と目的を大いに異にしたのである。「渡宋巡礼沙門」といった渡宋ということによって箔を身につけるのではなく、第二次の入宋は、入宋して得た中身を身につけたことである。一説によると、在宋中に『出家大綱』の稿を編したというが、出家受戒の儀軌の重大であることを、宋国の禅院を見るにつけ痛感するところがあってのことに違いなかろう。このことは帰国した栄西が受戒に極めて厳格なものをもったことに結びつこう。

帰国後の活動

建久二年（一一九一）七月、栄西は虚庵のもとを辞して帰国した。栄西は明庵《みょうあん》の号をその時に授かったというが、もしそうだとするとそれは道号であったであろう。栄西の乗った帰船は、楊三綱の船であったというが、この楊氏もまた博多における宋人の豪商であったであろう。船が平戸葦浦《あしのうら》に着くと、戸部侍郎清貫なる者が、小院の富春庵《ふしゅんあん》を創めて栄西を迎えた。残念ながらこの清貫について知る資料が残らない。

その年の八月には早くもこの庵で虚庵嗣承の禅を挙揚して、禅規を初めて行なうに、初めはわずか十数人であったものが、ほどなく堂にあふれる集まりとなった。その新宗の禅は確かに多くの人々に関心をもって迎えられたに相違なかろう。肥前、筑前、肥後、長門とあい次いでそれぞれに一寺を建立するに、そのいずれのところにあっても盛んに禅規を行なったものと考えられ、そして翌三年には筑前香椎《かしい》宮の側に建久報恩寺を建て、初めてそこで菩薩大戒布薩《ふさつ》を行なっている。詳しいその記録はないが、この布薩は大規模のものであったとみられる。翌四年には筑後に千光院を建て、六年には筑前博多に聖福寺を建てた。

栄西が入宋した文治三年の二年前、すでに平氏は西海に滅んで世は源頼朝の時代になったが、宗像社領は頼盛が領家職を知行していたことから当然平家没官領《もっかん》となったものの、頼朝はここに地頭職を置くことなく、宗像の大宮司氏実を重代人として、その所職、所領をもとのごとく安堵せしめた。栄西の在宋中に世は大きく変転したが、栄西が経済的に依存することの少なくなかった宗像氏と、その周辺には幸いにさしたる変革はなかった。それどころか氏実の子の氏国は、源氏の御家人に列したことから、栄西の幕府への接近の因縁がここから始まった。

栄西はこうした時代の推移を経たなかに帰国したのであるが、かつては頼盛の帰依を厚くし、改めてまた頼朝に帰依を受ける基盤がおのずと整っていた。聖福寺は宋人が百堂を建てた堂舎の旧地に、源家の祈禱所として、かつ鎮護国家の道場として建立《こんりゅう》されたのであるが、栄西はこの旨を頼朝に言上している。栄西が鎌倉幕府に迎えられることはもはや時間の問題であった。

良弁の抵抗

これより先、栄西が達磨宗すなわち禅宗を建立するという風聞が京都に聞こえ、叡山の徒によって大日能忍《だいにちのうにん》の説くところと併せて停止方《ちょうじ》の奏上が朝廷にあり、よって停止の宣下となった。栄西としてはこの聖福寺の建立が時態が時態であっただけに頼朝に言上という周到な配慮をもってしたろうことは、充分に想像できよう。

事実、このような配慮をもってしたにもかかわらず、聖福寺建立を契機として始めた栄西の布教活動は、新宗を唱えるものとして栄西の足下からいち早く抵抗に出遇った。それは筥崎《はこざき》の良弁《ろうべん》による抗議である。良弁は栄西の禅化の旺《さか》んであるのを嫉《ねた》んでこの挙に及んだというから、聖福寺におけるその布教活動は、新宗の禅を明瞭に標榜するものがあったことは間違いがない。

良弁の栄西への抵抗は、博多においてのことにとどまらず、叡山の講徒を誘って朝廷に訴えるところとなった。その辺の事情については虎関師錬の『元亨釈書《げんこうしゃくしょ》』の栄西伝に詳しい。栄西は聖福寺を建てた建久六年に早くも朝廷に召された。そして事の次第を糾《ただ》された。栄西は禅宗の教えは伝教大師の『内証仏法相承血脈《けちみゃく》譜』に知られるように、すでに大師によって我が国に伝えられているのであり、禅宗は決して新宗ではなく、禅の教えを否定することは、大師の教えを否定するものであり、大師によって立てられた天台宗そのものをまた否定するものであると抗弁し、良弁をもって昏愚無知の徒であるときめつけて譲らなかった。

伝燈大法師位

この事件は栄西が建久九年（一一九八）に脱稿した『興禅護国論』によって、彼我の間で何が論難し合われ、それに対してどのように相互に論駁するところがあったかのおおよそを知り得る。決着は栄西がその前年の八月に記した「未来記」のなかで、「未来を追思するに、禅宗空しく墜ちじ、予世を去るの後五十年、この宗最も興るべし」といっているように、禅一宗の独立の可能性を見透せる状況のなかに、『論』のなかに知られる以上の諍論が加熱化し発展することなくしてとにかくすんだ。ついてはこの場合見落としてはならないのは、この『論』の書かれた年に、この『論』のなかにも栄西が自ら述べているとおり、栄西はすでに伝燈の職位すなわち伝燈大法師位《でんとうだいほっしい》の僧位の最高位をきわめていたことである。栄西は論難を受けて攻められる立場にあったというよりは、この僧位を受けているかぎり朝廷によって護られる立場になくてはならなかったはずである。

さきに栄西は後鳥羽天皇より葉上の号を賜わったといったが、聖福寺建立に際しては「扶桑最初禅窟」の宸筆をまた天皇より賜わったともいい、栄西が天皇に近い関係にあったことは、宗像社の本家八条院を通じてであったともみられる。この場合も栄西の背後には宗像氏との結びつきによる経済力がやはりあったと思えてならない。栄西がこの『論』を起草するについては、いうだけのことは充分いいきってはばからない自負と自信とがあってのことと考えられる。

叡山と『興禅護国論』

ここであえてこの『論』について一言すれば、『論』は文字どおりに興禅が護国につながるとし、禅の一宗を唱える根拠と理由とを極力主張するのであるが、その根底には、叡山の天台宗と一線を画そうとする決意があった。『論』に一貫して戒律の復興を強調しているのは、その頃叡山にあっては学匠と堂衆との闘諍からそれが合戦にまで及ぶといったことがあって、こうした目に余る仏法の頽廃を目のあたりにするにつけ、世は法滅に瀕しているとして僧風の粛正を期そうとしたに外ならない。このことは、『論』を読めば明白であるように、栄西の興そうとした禅は「扶律《ふりつ》の禅法」であったのであり、禅戒一致の禅であったのである。戒律の護持は大乗戒、小乗戒の区別にあるのではないとし、「今此の宗は戒の大小を撰ばないものである」とし、あからさまにこそいってはいないが、叡山にはもはや正法なしとし、「今此の宗」の禅宗こそ正法として世に久住せしめる使命を担うものであるとしている。

栄西が第二次の入宋から帰国した建久二年（一一九一）の前年のことであるが、第六十代の天台座主となった前大僧正公顕が、南都受戒の人であったということから、座主に任ずべからずとして、わずか四日で座主を退かざるを得なかった事実を、栄西は後になってからであったろうが聞き知らなかったはずはなく、こうした南都戒に対する叡山の考えには、栄西は承服し得なかったのである。

ただ、栄西はこの『論』を書いて自らの立場のいうべきことはいっているものの、叡山に自らの主張を突きつけて対決を迫るという烈しい態度には出なかった。

この『論』は、伝えるところによると、摂州の浜田村の一庵で草したといわれるように、ひそかにしたためて、朝廷の要路の人に自らの主張する立場の正当性を立証すべく差出したものではなかろうか。

関東に下向

栄西はこの『論』をしたためた翌年の建久十年、改元になってすなわち正治元年（一一九九）、関東に下向したが、栄西としては叡山の支配下からできるだけ遠く離れたい気持があった上に、わたりに船と幕府の招きに応じたものと思われる。頼朝はこの年正月すでに薨じており、推測するに、前にもいったように御家人となっていた宗像氏の関係もあって、その冥福を祈るべく赴いたのであったかも知れない。

関東にあって栄西のことが初めて記録に現われるのは、『吾妻鏡』に正治元年九月二十六日、幕府において不動尊供養の導師となったと見えることである。『興禅護国論』を著わした以後の栄西の担ったこうした役割は、いささか意外の感があるが、それはいつに来るべき時節を待っての自重であったであろう。

鎌倉幕府の帰依

栄西の鎌倉下向はたちまちにして幕府から信頼と帰依を受けるに絶大なものがあり、翌二年閏《うるう》二月には、頼朝の父義朝の邸址の亀《かめ》ケ谷《やつ》の地の寄進を受け、政子が施主となって寿福寺の造営が成った。政子はこの寺にあって栄西に聴問し、政子と共に頼家もまた栄西を尊崇して止まなかった。

しかし、栄西の鎌倉での活動は、寿福寺が建立になったといっても、この寺に禅坊があったことを、『吾妻鏡』に舞女微妙の出家をいうに「栄西禅師の禅坊に於て出家を遂ぐ」(建仁二年八月十日)とわずかに記録をとどめるくらいでしかなく、栄西が鎌倉の新天地に禅の一宗の布教を期したとしてもただちにそれが実現したわけではなかった。もし栄西が性急にそれを期待したとしたら、それは全くの目算違いでしかなかったであろうが、その計算が栄西になかったわけではなかろう。事実、栄西を尊崇して迎えたのは幕府の仏事法会の導師でしかなかったし、当の幕府もやがて北条氏と比企《ひき》氏との対立により、頼家の殺害とまでなって動揺し、栄西が禅の一宗の布教に外護《げご》を幕府に求めたとしても、それが大きな力となる時態にはなかった。

建仁寺の造営

ところで、ここに栄西の発想に一つの転機が生じた。これまでの隠忍自重が実を結んだのである。それは将軍頼家の帰依によって、建仁二年、京都鴨河畔に栄西を迎えての建仁寺造営の工が始まったことである。この計画は鎌倉方より進められた朝廷と幕府との和合の策としてであったかも知れないが、栄西はために京都に還ることとなった。その造営の起工の頃には栄西はまだ鎌倉にいたが、造営の進むにつれて栄西は積極的にこの新寺についての構想を立てた。それは鎌倉での寿福寺とは大いに事情が違ったことはいうまでもなく、なんといっても叡山の眼下にこの新寺はあったのであり、栄西の構想は当然まず叡山に対して向けられた。栄西は新寺をもって禅院とすることには慎重な配慮をなし、禅院の外に真言・天台の二宗を併せ置くことを立案し、しかも宣旨を仰いでいわば絶対的保証の下にこの三宗を置いた。おそらくこの立案によって建仁寺の新寺建立に叡山がどう出るか、その出方をさぐり、状勢を見究めた。これについては叡山との距離を保つ上において、初めは遥か鎌倉からそれを窺っていたかも知れない。

世間ではこの三宗の併置を叡山からの圧迫を予想しての妥協策のようにいうが、実は栄西の下心はそうではなくて、叡山に代わる仏教の綜合道場を京都市中に新たに建てようと計ったものと考えたい。宣旨によって三宗を併置したことは、朝廷の権威をかりて叡山のこのことについての差出口を封ずることにもあったろうが、この頃になると、叡山を向こうに張っての逆に威圧の挙に出ようとしたふしもなくはなく、ここにおいて栄西はあえて禅といわず、綜合的な日本仏法をここに樹立しようという新構想をもった。

やがて寺は造営が進んで元久二年（一二〇五）三月には官寺に列したが、このことは栄西の新構想をおのずと強大なものとすることになった。

「日本仏法中興願文」を草す

栄西はこの前年の元久元年の夏に、各一通の「斎戒勧進文」と「日本仏法中興願文」とを草しているが、これは明らかにその新構想の布石とみられる。勧進文は斎戒を持することを一門の衆僧および有縁《うえん》の道心衆に勧めたものであり、言い換えれば梵行の基本はまず斎戒すなわち非時食をしないことにあるとしたものであり、須《すべか》らく仏教者たるものは食生活を正すべきであるとしている。そこに新寺にあって栄西が何をねらったかの鋭気がみられ、このことはまた「日本仏法中興願文」にあっても梵行を修し戒律を持することが、仏法を再興するゆえんであると力説している点にも知られる。殊に願文は奏聞を経ることによって仏法王法の一体的修復を祈願しており、結ぶに「伏して乞ふ、普賢大王よ、三宗の法刹を守護し、乃至普《あまね》く群《ぐん》生《じよう》を済《すく》はんことを」といっていて、三宗併置のこの建仁寺をもって日本仏法中興の道場たらしめんことを期している。そこにはひそかに叡山に対抗する意識が秘められているとみなくてはならない。加えてこの新寺の建立は出家教団の道場に限ることなく、在家者を含む道場を企図したことであり、そこには叡山の仏教と違ったものがあった。

このことは願文に「群生」とあり、また「斎戒勧進文」に一門の徒衆の外に有縁《うえん》の道心衆ということをいっていて、明らかにそれは在家人を指していて、建仁寺は在家の衆の寺でもあったのであり、道場は官寺としての公の機関であって、また民衆の機関でもあったのである。そして戒律を持することを在家の衆にも求めたことは、仏教の新しい民衆運動でもあったのである。

この「日本仏法中興願文」は、そのいわんとしている点、『興禅護国論』と一脈通ずるものがあるが、あえて興禅といわず日本仏法中興といっているあたり、栄西の叡山に対する甚深の配慮があって、しかも実質的に禅を仏法の総府とする『興禅護国論』の主張を主体的に内含する日本仏法を中興しようとしたのであり、新寺は叡山の台・密・禅・戒の四宗綜合の仏教の向こうを張っての建立であったのである。事実、栄西の綜合仏教的活動はこの願文の起草と新寺建立を契機として、思想の上にも行動の上にも展開するのである。

『沙石集』に、

「鎮西ノ聖福寺、洛陽ノ建仁寺、関東寿福寺、彼創草ノ禅院ノ始ナリ、然ドモ国ノ風儀ニソムカズシテ、戒門・天台・真言ナンドカネテ一向ノ唐様ヲ行ゼラレズ、時ヲ待ツ故ニヤ、深キ心アルベシ、殊ニハ真言ヲ面トシテ、禅門ハ内行ナリキ」

といっているが、聖福寺、寿福寺の場合と違って、建仁寺にあっては、真言を面にして、禅門を内にするような姑息の手段を取ることなく、『沙石集』の表現をかりれば、それは充分「時ヲ待ツ」ての上の結論であった。

開放的な栄西の法門

建仁寺が官寺となった翌年の建永元年（一二〇六）に東大寺重源《ちょうげん》がまさに入寂しようとする時に、栄西に菩薩戒を受けたといい、さらにその翌年の承元元年（一二〇七）に栂尾《とがのお》の明慧《みようえ》は栄西の室に参じたというが、その法門の開放的であったことを窺わせ、また栄西が造東大寺大勧進に勅によって就き、法勝寺の塔の再建に当たる等のことをこれまた勅によってなすことになったのも、もとよりそれだけの才覚、力量を期待されてのことながら、栄西の一宗に跼蹐《きよくせき》しない態度が嘱望され、栄西自身がまたこれを日本仏法中興の一環の事業と考えたことでなくてなんであろう。

栄西の建仁寺での法門が極めて開放的であったことについてさらに思い当たることは、泉涌寺俊芿《せんにゆうじしゆんじよう》が宋国より帰国すると聞いては、博多まで至って出迎えて慰問し、俊芿が入京するに際しては建仁寺の大衆《だいしゆ》を率いてまで迎え、厚く遇したということである。この俊芿が帰国したのは承元五年（この年三月九日、建暦と改元　一二一一）二月のことであるが、栄西が第二次の入宋より帰朝してこの年はすでに二十年を経過しており、栄西は自らの入宋の経験に照らして、大陸の新しい事情を切に聞き知りたく思ったに違いないし、日本仏法の中興を目指すについて、その裏付けとなるべき知識を俊芿から得ようとしたことも充分想像されよう。俊芿はしばらく建仁寺に迎えられるまま寓したのであるが、建仁寺には俊芿を中心として大陸仏教の新風がもたらされ、かつそれが起こっていたことは間違いなかろう。

ここで考えられることは、栄西は南都仏教に意識的に接近を深めていたことであり、それには種々の事情が他にあったとしても、なによりも明らかなことは、叡山への抵抗が根底にあったろうことである。

栄西と一切経

栄西は、この建仁寺が頼家の帰依によって建立されたことから、鎌倉幕府の外護に対してはもとより深く恩誼を感じていたであろうが、俊芿の帰国した年の七月には早々に鎌倉に赴いていることは、いち早く大陸仏教の新知識を伝え、日本仏法中興の意図を幕府に表明することを計ったのではなかろうか。栄西のこの期において の日本仏法中興にまつわる行動については、『吾妻鏡』のような資料にあってはそれを記すべくもないが、栄西が将軍実朝の寿福寺への参詣の後、法談に及んだことを記しているあたり、その法談はおのずから日本仏法の中興にふれるものがあったとみられる。

栄西の一切経に対する関心は若い頃より異常なほどに熱烈なものがあり、第二次の入宋では、在宋の間に一切経を読むこと三度に達したことは上述したごとくであり、おそらく幕府に勧めてのことであろうが、同じくその年十月に鎌倉の永福寺に一切経五千余巻の将来を見て、その供養の導師をつとめていることは、改めて一切経のもつ意味を認識し、日本仏法は一切経を踏まえての全仏教的立場に立って中興を期さなくてはならぬことを、いわんとしたその一端の現われと見えないであろうか。

晩年の行動

栄西の鎌倉における行動については、建仁寺の建立になったその前と後とに一見区別が立てられないように思われるが、本質的には大きな区別があり、前はひそかに興禅を計ろうとし、後は興禅に局限せず日本仏法の中興を計ろうとしたのである。

栄西の晩年における鎌倉での行動は幕府の仏事供養の導師、あるいは祈禱の加持師であったように見られるが、それは一般にいわれている興禅からの退歩ではなくて、興禅から全仏教的なその中興を目指しての隠忍の行動であったとしなければならない。

その頃、叡山は南都との対立、山門と寺門との確執があり、天台の仏法は魔滅の期に及ぶと伝えられていただけに、栄西は鎌倉にあっても、日本仏法中興が叡山の仏法に代わって起こる機をねらい待っていたに違いなく、およそ反叡山仏教にもとづく限り、幕府の帰依を受けて奉仕することを辞さなかった。

栄西の入滅

ついで栄西の入滅年時についていえば、『吾妻鏡』は建保三年（一二一五）六月五日鎌倉においてとするに対して、栄西伝としては信頼に足る『元亨釈書』は同年七月五日建仁寺においてとして、その説を異にすることである。『元亨釈書』の説は『沙石集』にいっている七月五日の京都入寂説を受けているものであろうが、『吾妻鏡』、『元亨釈書』共にその終焉の模様を如実に記し、そのいずれとも一方に決定するきめてはなく、きめてのない限り、この両説に従うより外はないが、要はどうしてこの両説の起こる理由があったかである。

『吾妻鏡』にあってはその病没は痢病にあったと記しているのに対して、『元亨釈書』では栄西は入滅を京都においてなすべく実朝に暇乞いをし、「都人初めて宗門を聞いて疑信あひ半ばす、我まさに末期の句を唱へて王都に顕煥すべし」といって、都人になお自分の唱えるところの宗旨に疑信半ばするものがあるためだとしている。ついては最後の説法をしてそれを都人に明らかにしなくてはならぬとして、あえて京都に帰り、夏になって微疾にかかり、六月の布薩《ふさつ》（この場合は六月の布薩日を指す。布薩とはウポーサタの訳）の際、あらかじめ七月五日に入滅することを大衆に告げ、それが宮中に聞こえて勅使を見舞に遣わされたが、その容態は壮健で変わることがなかったものの、晡時《ほじ》（午後四時頃）に至って椅に坐して安祥として逝ったと記し、あまつさえ勅使が宮中に帰る途中に栄西は入滅して、寺の上に瑞虹が現われたと記している。

つまり、『吾妻鏡』は栄西の入滅になんの修飾を加えることなくそのままにいっているのに比べて、『元亨釈書』は建仁寺開山として入滅の厳粛なものがあったことを縷々としていっている。おそらく『吾妻鏡』の記すところが事実であるかも知れないが、未だ日本仏法中興が業なかばであったことから、建仁寺の衆徒の間で、その跡をどのように受け継ぐべきかに、それを処理する若干の時日を必要とし、かつ建仁寺の道場を栄西の最後の地として権威づけるために、あえてその衆徒が七月五日説を立てたものではなかろうか。

『吾妻鏡』が鎌倉入滅説をいっている入滅の地は寿福寺であったに違いないが、建仁寺と寿福寺とでは、かねてから栄西が叡山に対して日本仏法の中興を表明してきた位置が異なるのであり、建仁寺の衆徒にあっては栄西が痢病で滅したとしてすますことはできなかった。日本仏法の中興の祖として位置づけなくてはならなかった。この栄西の入滅を建仁寺においてであったとし、しかもそれを厳粛に記しているところに、建仁寺がどういう位置にあったかを物語っているように思える。

ただし、栄西入滅の後、栄西の日本仏法中興の願いを継承したという衆徒のあったことを記録として遺すものは、当の建仁寺にあっても何一つない。

その嗣承者

栄西の没後の建仁寺の住持は、その住持位次によると第二代禅慶、第三代道聖、第四代玄珍、第五代禅興、第六代厳琳、第七代円琳と嗣承し、七代までが栄西の資《し》というが、第六代の厳琳、第七代円琳についてわずかに知られることを除いては、そのいずれの人もその名のみで全く知ることができない。

寿福寺にあっては荘厳房行勇《しょうごんぼうぎょうゆう》が栄西の門に入り、真言、天台の二宗を禅に併せて修め、栄西の没後寿福寺長老と呼ばれて寺の後を護りはしたが、栄西が目指した日本仏法として三宗を綜合的に発展さすまでに至らなかった。このことは結果的には行勇のような弟子が寿福寺にはあったとしても、建仁寺の場合と変わりはない。あえてその変わりをいえば、行勇をはじめ栄朝などの弟子があって、型通りの三宗兼修の行化を関東に旺んにしたということだけである。

栄西の門下は、殊に建仁寺にあっては、道俗併せて決して少なくなかったはずであるが、どうしたことかそれを伝えるものがない。俗家の門下に源顕兼があり、栄西の伝を栄西の滅後に門徒の請いによって草したというが、不幸にしてそれすらも失われた。不幸といえば弟子の仏樹房明全が留学先の宋地に病没したことであり、この明全が生きて帰国し得たらとつくづく思われる。

叡山と栄西

栄西の日本仏法中興の悲願は、晩年においてようやく実現の軌道に乗るかにみえたが、いかんせんそれは一人の力としてでしかなかった。日本仏法という新しい綜合的思考は、やはりなんとしてもまだ時代の受け容れるところではなかったのであり、そのことは資を欠いたというだけのことではなかった。加えて栄西の没後、叡山の栄西門下に対する圧迫の少なからずあったであろうことは、栄西に対する故意と思われる悪評のほとんどが、叡山側から起こって世にひろまることになったもののごとくであり、この一事をもってしてもそれが知られる。

要するに、栄西の生涯に見る叡山との関係は、叡山にあって出家し、受戒し、台密の教えを受け、第一次の入宋から帰国して天台の新章疏を伝え、これを座主の明雲に献ずるまでは続いたが、爾後は叡山との関係を全く断った。そしてそれ以後は、禅の一宗の独立をはかることから一転して日本仏法の中興を唱え、実力で叡山に抵抗し、朝廷からも幕府からも外護をとりつけて、叡山の圧力を巧みにかわし、京都と鎌倉に布教の拠点を築いてしばしば叡山をおびやかした。それがやがてはあなどり難い勢力にまで発展していたことは、この後でふれるように事の次第はともあれ、栄西の大師号についての朝廷での議定ともなったことに推して知られよう。

しかし、最後は叡山のもつ既成の強靭な組織力の前には、新興のしかも単独でしかなかった栄西の存在は、強大な勢力として発展する要素を思想的に包含しながらも一代にして潰えた。いつの時代にあっても敗者の歴史は不利であるように、栄西の場合もまたその例外ではなく、この人の目指した日本仏法中興の悲願という画期的な運動も、その跡を歴史は非情にも抹殺してしまっている。

日本の仏教は、栄西以後綜合仏教として展開する方向をたどらず、個別的な宗派仏教の特質を明確にする路を選んだ。このことはとりもなおさず、栄西の思想に対しての理解を歴史の上に欠き、ついにはその業績に不当な評価を加えることにまでなった。この人くらい不運な人はまずないのではなかろうか。

二　その人間像

栄西に対する人物評

栄西がどういう人柄であったかをいうに、必ずといっていいくらい引用されるのは『愚管抄』の次の一節である。承元二年（一二〇八）五月、京都左京の法勝寺の九重塔が落雷で焼失し、その復興に栄西が力を尽くしたことをいうに際して、

「葉上ト云《いう》上人ソノ骨《こつ》アリ、唐ニ久シクスミタリシ物也トテ、葉上ニ周防《すおう》ノ国ヲタビテ、長房《ながふさ》宰相奉行《ぶぎよう》シテ申《もうし》サタシタリケリ、塔ノ焼ヲ見テ執行《しゆぎよう》章玄《しようげん》法印ヤガテ死ニケリ、年八十ニアマリタリケル、人感ジケルトカヤ、サテ第七年ト云ニ、建暦三年ニクミ出テ、御供養トゲラレニケリ、其時《なり》葉上僧正ニナラントシイテ申テ、カネテ法印ニハナサレタリケル、僧正ニ成ニケリ、院ハ御後悔アリテ、アルマジキ事シタリトヲホセラレケリ、大師号ナンド云サマアシキ事サタアリケルハ、慈円僧正申トヾメテケリ、猶《なお》僧正ニハ成ニケルナリ」

と記し、塔の復興工事の七年目（実は六年目）の建暦三年（一二一三）に九層を組み上げ、その落慶供養にあたって栄西は、僧正になることを望んで法印、僧正となったが、院すなわち後鳥羽上皇は僧正に任じたことをあるまじきことをしたと御後悔になったとし、そして大師号宣下の沙汰などというとんでもないことがあったが、慈円がこれを申しとどめて事なきを得たといった意味のことをいっている。

つまり、栄西は自分から僧正になることを所望してなったというのであり、そのことは院が御後悔になったくらいのあるまじきことであったとし、それが身のほど知らずの所望であった上に、大師号のことなどもっての外のことだといっていて、暗に栄西が名誉欲に執心であったとしている。

この大師号の沙汰のことは、『吾妻鏡』によると、栄西は日頃からこの号を得ることを所望し、同年五月に朝廷でそれが議定になったが、在命中に大師号を得たことの先蹤《せんしょう》が我が国にないことから沙汰止みとなり、その六月四日に権僧正に任ぜられたとし、『愚管抄』と記述がやや異なるが、はっきりと時日をあげて大師号まで所望したとしている。ここでもいかにも栄西が名誉欲のかたまりの人であったようなことをいっている。

無住の栄西観

このことに対して無住は『沙石集』のなかで、栄西が僧正を所望したことは、「末代ノ人ノ心、乞食法師トテ、云カイナク思ン事ヲ悲テ、僧正ニナリ出仕アリケレバ、世以テカロクセズ、菩薩ノ行、時ニ随《したが》フベシ」といっていて、身分が乞食法師では出仕に不都合であり、僧正になって出仕したところ、世間でもその僧位を重んじて軽く扱うことがなかったとし、いってみればそのための方便であったろうし、菩薩の行でもあったとしている。そして「時ニ随フベシ」とし、菩薩の慈悲行として教化活動をするには、時と場合との考え方があって当たり前だとし、なにも栄西に名誉欲があってのことではなく、たとえあったとしてもあえてとがめだてするに当たらない旨のことをいっている。

慈円の嫉み

大体、栄西に対しての非難、悪口の出どころは慈円あたりから起こっているもののごとく、慈円には栄西に対する嫉みのようなものが根深くあった。慈円は天台座主に四たびも還補《げんぷ》となり、その先例を開いたほどの叡山の実力者であり、法性寺忠通の子息として生まれた権門の出身でもあったことから、加えて世俗の権威の背景も絶大なものがあり、当時の仏教界に睨みをきかしていたことは想像に難くなく、その眼からすれば、栄西の存在などさして目ざわりではなかったと思われるが、それがそうでなかったのは、おそらくただの一神官の倅のくせに二度の入宋まで遂げたということ、ひいては叡山にたてついてまで新宗を唱えようとするに至ったこと等々があって、なんとしても腹にすえかねるものがあったのだろう。

栄西の真意

とかく出る釘は打たれる諺のとおり、栄西の後半生の活動は、しょせん旧仏教の秩序をどこからとなくゆさぶり動かすものがあり、それが栄西の活動への弾圧となってはね返ってきたことはいうまでもなく、その場合、『沙石集』にあるように乞食法師の身分であっては、栄西は立ち向かうにも素手同然ということになり、対抗上、僧位は望んでも必要であったであろう。このことは『興禅護国論』のなかで禅の新宗を唱えるのに、それはかつて我が国に伝わって今に廃絶している一宗を興すに外ならないとして、一宗の勅許を求めるに、栄西が自らに伝燈大法師位の位を占めていることに、いかにそれを求める発言の根拠をもったかを想像すれば、充分理解できよう。もしその僧位を占めていなかったら、この『論』はたとえ書かれたとしても、叡山に向かっての抗議の書として意味をもつことはまずなかったであろう。

また、僧位は『沙石集』にもいっているように、出仕にあっては望む望まないにかかわらず得ていなくてはならなかったのであり、僧都以上は三位に準ずとか、律師は五位に準ずとかいったきまりがあったのであり、栄西が朝廷の帰依にあずかるに及んで、それ相応の僧位を得て不思議ではなく、もしそれが一神官の伜のくせにということで、とやかくいわれるのであったとしたら、それはさげすみによる、いわれない難くせとしなくてはならない。

この点、栄西の人間の問題にかかわることであり、『愚管抄』にいっているようなことを鵜呑みにして信ずるとしたら、あまりにもそれは酷ではなかろうか。

エリート同士の確執

栄西が伝燈大法師位の僧位にあったことは、『興禅護国論』の撰号にも、また『論』の文中にもいっているとおりであり、この『論』を撰した建久九年（一一九八）にはその位にあったことになり、『喫茶養生記』を撰した承元五年（一二一一）には、その『記』の撰号に従えば、権律師法橋上人位になっていたことが知られ、建保二年（一二一四）のその再治本（重修本のこと、これに対して最初のものを初治本という）の撰号によれば、前権僧正法印大和尚位にまで進んでおり（建暦三年五月四日）、前権僧正とあるからには、僧正に任ぜられんとしていたことがすでに知られ、栄西が僧正を所望したとしても昇位の順序を踏んでいるのであり、いきなりそれを所望したのではない。『愚管抄』は建暦三年（一二一三）に栄西が法印になっていた（同二年正月）ことをいっているが、「法印大和尚位は僧正階と為す」と官符に定められており、この時僧正になったことはなるべくしてなったのであり、あえて栄西が強引に所望したものではない。ただ、前権僧正という言い表わし方には、何か不自然のものがあることは否めないものがあり、その間には何かがあったことを憶測せしめよう。

もちろん、僧正位は高位であり、天台座主であって権僧正であった人は少なくないのであり、座主でもない栄西が、叡山から見れば在野にあってその位を極めたことは、いささか癪《しゃく》の種であったろうが、とにかく栄西はその頃、生涯に果たした業績に照らしても明らかであるように、僧正であり得て不思議ではない。不思議といえば、慈円は建仁三年（一二〇三）二月、わずか四十九歳で、しかも権僧正から正僧正を超えて、大僧正に任ぜられたことであり、こうしたことの初例を開いたことである。その頃は栄西が建仁寺にあって活動を旺盛にしていた時代であり、推測するに、かねてより栄西に対して快く思っていなかった慈円こそ、栄西の活動を意識して大僧正位を所望したのではなかろうか。

葉上の号を賜わる

栄西は後鳥羽天皇より葉上の号を、宋の孝宗より千光の法師号を賜わったことは、その生涯を述べるにあたってふれたが、宋国でのことはともあれ、葉上の号を勅賜されたことは、それが朝廷の議定を経たものではなかったにせよ、見方によっては大師号にも比せられる栄誉であったに違いなく、そうしたこともあり、かつ幕府の帰依も厚かった栄西の晩年にあって、朝廷・幕府の間にあっても極めて妥当な人事として、そのどちらかの側から栄西の大師号宣下を推挙するものがあり、とにかくそのための議定があったことは『吾妻鏡』の記すごとく確かであったろう。

実際に存命中に大師号を賜わることは先蹤のないことであり、そのようなことは所望して叶えられることではなく、その先例のないことを開こうとしたのは推挙する側からのことでなくてはならず、それが議定まであったことは、それだけに値する客観的な業績が、事実栄西にあってのことであるとしなくてはならない。それを他ならぬ慈円が口をはさんでとどめたというのであるから、栄西の大師号所望説がどこから起こっているかは、ほぼ見当がつこう。

道元の評価

結論的にいえば、ことさらに栄西を弁護するつもりはないが、栄西が名誉欲に強い俗物であったかのごときイメージは、栄西の思想・行動が上述したように、叡山に対して抵抗的であったことから作意的に作られたということである。そしてこれを裏付けるものに、道元が若くして栄西に師事し、忘れ難い印象として、しばしば門下の者に栄西のことを語っているいくつかの話があることである。そこには求道者としての純粋な人間像が語られているのであり、慈円のいうところから窺われるような、その人に見る俗物観は微塵だにも存しない。

道元の語を弟子の懐奘《えじょう》が録した『正法眼蔵随聞記《しょうぼうげんぞうずいもんき》』に、栄西の存生《ぞんじょう》の間に建仁寺では参徒の日常の行持は厳格なものがあったことをいい、また有名な話とし、建仁寺にある貧しい人が訪れて、親子三人餓死寸前であると救いを求めて来たとき、薬師像を造るための光背用の銅の延べ板を与えて、これを売って食料にかえて飢えをしのがせ、自分が仏物を己用してたとえ悪趣に陥ることがあっても辞さないといったこと、またある檀越《だんおつ》から贈られた絹の一疋が建仁寺の衆僧たちの粥に代わる貴重なものであったにもかかわらず、どうしてもそれを入用とする俗人のために惜気もなく与え、これによって共々に餓死することがあっても苦しからずといったことなどを、「先達の心中のたけ今の学人も思ふべし、忘るゝこと莫《なか》れ」といい、「まことに道者の案じ入《いり》たることかくの如し」といって感銘深く語っている。

さらに詳しくはこの『記』に譲るが、栄西という人はおよそこのような慈悲深い、しかも、行持綿密な人であったことは、潔癖であった道元が伝えていることからして決して間違いではない。

八面六臂の活動

『沙石集』に、栄西が自分の滅後五十年に禅宗は興るであろうといったことと、北条時頼が檀越となって宋から迎えた蘭渓道隆のために鎌倉に建長寺を建て、初めて叢林《そうりん》の規則が我が国に行なわれるに至ったのが、ちょうど滅後五十年にあたることをいうに、時頼は栄西の後身であるように時の人が申し合ったとしているが、栄西の徳は世に讃えられこそすれ、非難されるような所行はこの人に到底あったとは思えない。

ただ、この人の八面六臂を思わす生涯の活動が、造寺造塔にも少なからぬ力量を発揮し、世俗を避けてひたすら道を求めるといったタイプではなく、前にも一言ふれたように、旧い仏教から脱皮する過程のために迫られて世俗的活動を余儀なくされ、組織のなかでそれを実現することのできる体制をまだ身辺にもち得なかっただけに、すべて独力でそれを担ったところに、後世、人間的に誤解を招く面は確かにあった。

不運の人

栄西は身長が平均よりかなり低く、年配に達してからであったが、身長の伸びるべき修行を積むことによって、四寸も高くなったというが、このことは時には身長上のことではなくて、いうならば背伸びした精一杯の活動をしなくてはならなかった点、その生涯を顧みるに全くといっていいほどこの人にはゆとりをもつ時間がなかった。身心脱落《だつらく》、脱落身心ということのゆとりが精神的にも肉体的にもなかった。栄西に対して誤解の根本はそれがなかったことから、つい慈円のいうような説に、この人に対する多くの見方が傾いたのではなかろうか。

栄西という人は、もう一度その生涯の上に見直さない限り、不運のままにこの人を歴史のなかに不当にうずめることになるのを懼れる。

三　『喫茶養生記』をめぐって

(1)本『記』をめぐる諸問題

題名の由来

まずこの書の「喫茶養生記」という題名についてであるが、栄西がこの上・下二巻の一書を著わした時、果たしてこのような書名を付していたかどうか。確かにこの書では喫茶による養生法を説いてはいるが、その外に桑粥《そうしゅく》、桑湯を服することによる養生法を併せ説いており、しかもその説くところは、喫茶に関することとほぼ全巻にあって占める分量が同じであることからすると、書名としては喫茶に服桑を加えたなんらかのその名称があってしかるべきではなかろうか。『吾妻鏡』の建保二年二月四日の項に、

「四日、己亥、晴、将軍家、聊か御病悩、諸人奔走す。但し殊なる御事無し。

是若《も》し去夜御淵酔の余気か。爰に葉上僧正御加持に候ずるの処、此事を聞き、良薬と称して本寺より茶一盞《さん》を召進す。而して一巻の書を相副へ、之を献ぜしむ。茶徳を誉むる所の書なり。将軍家御感悦に及ぶと云云。去月の比、坐禅の余暇に此抄を書き出すの由之を申す」

とあり、その一巻の書とは、今に伝わる『喫茶養生記』の一巻を指すようでもあるが、どうしたことかその書名を明記しない。ここで将軍とあるのは実朝であり、葉上僧正とあるのは栄西であることはいうまでもない。一般にこの『吾妻鏡』の記事からこの一巻の書が『喫茶養生記』そのもののことであるとし、この『記』が実朝に献ぜられたものとみているが、果たして直ちにそういえるであろうか。

ところで、後でも述べるように、この『記』には初治本と再治本とが伝わるが、この両本共に序があり、これを対照するに字句にかなりの出入りがある。ただ双方茶が養生の仙薬であることをいい、桑粥、桑湯について一言も言及することがないのは共通している。

思うに、この『記』の原型は喫茶の養生についてのみ述べたものであり、ついで桑粥、桑湯を服することによって養生に効能のあることから、それを書き添えたものではなかろうか。このことは『吾妻鏡』に一巻の書といっていることから推測されるのであり、今のこの『記』の二巻本は、その書き添えによって纏められたものに違いなかろう。すなわち、二巻の上巻は喫茶について、下巻は主として桑粥、桑湯の服用についていっているのであり、事実、上巻は内容的にみても独立した一巻本であろうことは、その末尾の結びの語をみてもほぼ推定できる。

『喫茶養生記』の書名は、その上巻の内容からして、その一巻に対してのみ当然付さるべきであり、書名からしても、原型は一巻本であったとみるのが至当である。

一巻本か二巻本か

ただ奇異に堪えないのは、初治本の承元五年（一二一一）の序にも、建保二年（一二一四）の再治本の序にも、本文において二門を立てて末世の病相を示す旨をいっていて、「第一五臓和合門」、「第二遣除鬼魅門」の二門を挙げ、第一門を上巻に、第二門を下巻に当て、承元の初治本においてすでに二門を立てていたとみられ、建保の再治本もその序に「于時建保二年甲戌歳春正月日叙」とあり、この序を草したのは一巻の書を将軍に献じたという同二年二月の前月の春正月であるとすると、一巻の書を献じた時にはこれまた明らかに、二門立てて『記』となっていたということになる。

しかし、そうみるには、『吾妻鏡』にもっぱら「茶徳を誉むる所の書なり」とあり、桑粥、桑湯のことについていっていないことからするに、それは文字どおり一巻の書であって、二門立ての二巻の本であったとすることはできない。初治本を見るに、序は「喫茶養生記　巻上　序」とあって、その序は巻上の序であることを窺わせるのは、注目しなくてはならない。

したがって、初治本、再治本にいっている二門の「第二遣除鬼魅門」の桑粥、桑湯にふれている部分は、将軍に献じたという一巻の書には含まず、二巻本とは別に纏めていたものと考える。一巻の書は「去月の比、坐禅の余暇に此抄を書き出すの由之を申す」とあるように、改めて書き出したものであり、去月は建保二年の二月からその月をいっているものとすると、再治本の序に見られるその年の正月であるとみられるが、この『記』の再治にあたっても、喫茶による養生の部分の一巻は別本として保存したのではなかろうか。ところが「第二遣除鬼魅門」を加えて二巻本とするに、その序を二巻本のそれとするためにそれを書き改めたものではなかろうか。

序といえば、初治本に「謹叙」と序文を結んでいるのは、宗旨に関する著述についてのそれであったらいざ知らず、この『記』のような場合にあっては、これが将軍への献上本であったことから起こっていることを思わせ、果たしてこの序が承元五年に書かれたものであるかどうかの疑義をいだく。一巻本の序を二巻本に付するについて、一巻本を将軍に献呈すべくその序を「謹叙」としたものが、そのまま二巻本の序にのこったものと考えられないであろうか。つまり、のこったということは、もともと一巻本に付された序を、二巻本を編むにあたってそれをそのまま移し、ついてはそれが二巻本に合うように「仍立二門云々」の一語をその末尾に付したものとみられる。

大体、養生の書に「謹叙」はおかしいが、再治本はもはや将軍に献ぜんとした一巻本ではなく、「謹叙」の意味は当然失われていたが、再治本においても、その由来を伝え遺すべくその序をとどめたものではなかろうか。ただここで注意しなくてはならないことは、その一巻本を将軍に献呈したのは、『吾妻鏡』の記載による限り、それは建保二年二月四日ということになり、一巻本が成ったとみられるのはそれ以前であり、それに「謹叙」とあることについての奇異である。この点憶測になるが、予め将軍に献呈すべく一巻本が纏められていて、それが『吾妻鏡』に記すような建保二年に実際に献呈される運びとなったものと考える。

なんにしても、栄西のこの書の自筆本が遺らない限り、『喫茶養生記』の書名が上・下二巻の上巻にあたる一巻本に付されたものか、書き添えたと考えられる下巻を含めた二巻本に付されたものか、それを明らかにするすべはないが、ともあれ今に伝わる二巻本にこの書名を付することは、確かにそぐわないものがある。

ついでであるからここで一言するが、将軍に献じた一巻の書は、決定本ともいうべきものであったろうが、その一巻本が成るについても、二巻本としてその書き添えが成るについても、推敲が重ねられたことは想像に難くなく、そうしたことからも後でも述べるように、その字句の出入りをもつ異本が伝わることにもなったのであり、考えれば考えるほど、この『記』には複雑な問題をとどめる。

坐禅の余暇

次にこの『記』の内容に関してであるが、『吾妻鏡』にその一巻本が坐禅の余暇に書かれたものであるとしていることを見落としてはならない。

栄西は『興禅護国論』を撰述するに際して、宋の長蘆宗賾《そうさく》の『禅苑清規』を引いており、禅の一宗を標榜するについては、この書をよりどころにしようとしたことは充分窺い得るが、注意すべきは、この書に禅院での喫茶の風をこと細かに記していることであり、栄西が禅を伝えるにあたってその風をまた伝えようとしたことは想像に難くなく、坐禅の余暇とあるように、栄西自らは坐禅をするに、喫茶の風を伝え行なっていたものと想像される。まして、栄西は宋の禅院で親しくそれが行なわれているのを実見し、自らも学んで行なっていたろうことにおいてをやである。その一巻の書が坐禅の余暇の産物であったとすると、そこにはなにほどかは、禅との関係において、喫茶のことが述べられていたものと推定しなくてはならない。

茶薬

ついでながら『禅苑清規』にふれるに、そのなかに茶礼としての喫茶をいうに、しばしば「茶薬」のことをいっているが、それはどういう意味であろうか。茶薬の薬とは、茶の点心、つまり茶菓子のことであるとしても、それを茶食または茶菓とか、茶点とかといわないで、あえて薬をもってそれに当てているのは、茶のもつ薬効にもとづいてそれを茶薬といったものに相違なかろう。栄西は、建仁寺にあっても寿福寺にあっても、旧仏教の勢力が強くその制圧下にあっては、意図したようには独立した禅院としての規矩を行なうことが未だできず、したがって、喫茶の風を『禅苑清規』に見られるように茶礼として行なっていたとは思えないが、茶薬の語が意味するように、茶の薬効を考えて茶を喫することを、少なくとも自らには行なっていたとみてよかろう。

喫茶の効能については、陸羽の『茶経』などに説いているところであり、禅院での喫茶の風が始まったのもその効能を踏まえてのことであろうが、栄西が禅を我が国に伝えるにあたって、禅と茶との結びつきにいち早く着目したのはさすがであり、そもそも喫茶による養生を説いたのは、坐禅の教えをひろめるための一布石としてであったのではなかろうか。

こう考えると、将軍に献じた一巻の書には、喫茶の薬効に併せて坐禅の教えに言及するものがあってしかるべきであり、これが坐禅の余暇の産物であることをわざわざいっていることにおいてをやである。坐禅の余暇といえば、初治本の巻末に

「承元五年辛未正月三日、無言行法之次、自染筆謹書之」といっていることであり、栄西の坐禅は無言行法をもってしたものであったことを窺わせる。それは無言戒にもとづく坐禅であったとみられる。

一般書として普及

さきにこの一巻の書は、今に伝わる上・下二巻の『記』とは別本であったろうといったが、二巻本の『記』には一言半句どころか、その一字も禅についてふれるものがない点、坐禅の余暇の産物としているには無縁のものでしかなく、一巻の書は今に伝わるこの『記』とは別本であったろうことを重ねていいたい。

ではどうして栄西は、およそ坐禅とは無縁の養生書としての『記』を撰するに至ったかである。このことは結論的にいえば、栄西は一巻の書を禅との結びつきにおいて将軍に献じたものの、将軍に禅への関心はもとよりなく、かねての宿願とした禅の一宗の独立も、既成の教団からの圧迫によって断念せざるを得ない状態にあったことから、おそらく禅を表面に打ち出すことを避け、『禅苑清規』にいわれていることを熟知しているにもかかわらず、一言もそれに言及することなく、第一次、第二次の入宋併せて五ヵ年に及んだ留学によって見聞した識見をもって、時代の新知識として、世にアピールをせんとしたもののごとく、意識的にこの書から禅臭を除去したものと考える。事実、その除去したことによって、この書はやがて一般書として世に普及することにもなったのである。「仍つて二門を立てて末世の病相を示し、留めて後昆《こうこん》に贈り、共に群生《ぐんじょう》を利せむと云ふのみ」といっていることにも、それが知られる。

医療革命を目指す

二巻本の『記』を読んでまっさきに感ずることは、栄西はこの書を著わすに禅師とし、律師としてではなく、近代の医師をもって自らを任じているのであり、その述べているところは、実は養生論などというなまやさしい論ではなく、一種の医療革命をさえ宣言していることである。「今世の医術は則ち、薬を含みて、心地を損ず、病と薬と乖《そむ》くが故なり」（序）といって、今の医術は薬方を誤っているとし、従来的な針灸あるいは湯治も末世の病状には適合せず、かえって時には有害であるとし（序・巻下）、「如かず、大国の風を訪ねて、以て近代の治方を示さむには」

（序）として、自らが留学して修めた治方によることなくして医術はないと断言までしている。そして唐（宋）医の語を引き、「新渡の医書に云く」、としてしきりにその知識を挙げ、「近ごろの人は、万病を皆脚気と称す。笑ふべし。病の名を呼んで病の治方を識らざるのみ」（巻下）などとまでいっている。たいした自信である。

時代の文化人

栄西は仁安三年（一一六八）の第一回の入宋から帰国するにあたり、天台の新章疏三十余部六十巻をもたらしたことは前にも述べたが、我が国に渡らない典籍を将来することにも早くから関心があって、あるいはこの時にすでに、この『記』に引いている若干の医術関係の書も同時にもたらしていたかも知れない。この時代にあってインドにまでも赴かんと計ったのであり、新知識の吸収に旺盛な意欲をもった人であったことを思うと、意のごとくに禅の一宗の独立が叶えられなかったからといっても、栄西の意図したところはただ一宗にあったのでなく、決してそれでもって旺盛な意欲を頓挫することはなかったろう。栄西の晩年は大国留学の知識人として、時代の文化人としてむしろ意気軒昂たるものがあった。大師号宣下の議などが起こったというのも、この人の指導者として占めた位置が、当時の仏教界にずば抜けて大きかったことに、とりもなおさずよったればこそであろう。晩年の栄西は禅宗が一宗として未来に起こることに期待はかけていたが、特に既成の概念による一宗に拠るという意識は、もはやなかったかも知れない。

『入唐縁起』

栄西の最後の著述となったのは『入唐縁起』であるが、栄西はおそらくこの縁起によって、自分こそは大陸の思想、文化に通じた時代の指導者であることを、喫茶による養生という一つの立場にとどまらず、広い立場から改めて世に表明しようとしたものと考えられる。

栄西の鎮護国家の思想は、その晩年になると早くも大陸文化の摂取こそがそれであるといった思想に変わり、しかも急速にその考えがひろまっていったように思えてならない。ともあれ『喫茶養生記』の一書は、養生の記ではあるが、栄西が晩年に及んで何を考え、何を目指してなそうとしたかの一端が偲ばれて、それを窺うに興味津々《しんしん》たるものを覚える。

ちなみに、栄西が茶の種をもたらしたことについては前述したが、それが第一次の入宋からの帰国に際してであったか、第二次のそれであったか詳かでない。平戸の葦浦に帰国するに、その地に茶の実を植えたと伝えられることからすると、あるいはそれは第二次の帰国に際してであったということになるかも知れない。

(2)本『記』のテキストについて

初治本と再治本

『喫茶養生記』は前述したように初治本と再治本とに大別され、初治本として寿福寺本（鎌倉）と多和文庫本（香川県志度町）の両写本が、再治本として東京大学史料編纂所本の影写本と、建仁寺塔頭《たっちゅう》両足院本の刊本、群書類従本の刊本等が知られる。

初治本には「于時承元五年辛未歳、春正月一日謹叙」の年時を記す序と、「承元五年辛未正月三日、無言行法之次、自染筆謹書之、権律師法橋上人位栄西」の年時を記す奥書をとどめており、この記が承元五年に書かれたことを伝え、再治本には前引のごとく「于時建保二年甲戌歳春正月日叙」の序があって、建保二年に改めてこの『記』に叙したことを伝える。そしてこの承元本と建保本との間には字句の相違があり、建保本が再治本であることを示している。承元五年は栄西七十一歳に、建保二年はその七十四歳にあたり、再治は初治より三年を経て行なわれたことを物語る。

その再治の跡は、試みにその両本の序を照合すると次のごとくである。

喫茶養生記序

入宋求法前権僧正法印大和尚位　栄西録《ス》

茶者《ハ》養生之《ノ》仙薬也《ナリ》。延齢之《ノ》妙術也《ナリ》。山谷生《スレハ》レ之《ヲ》其《ノ》地神霊也《ナリ》。人倫採《レハ》レ之《ヲ》其《ノ》人長命也《ナリ》。天竺唐土同《ク》貴ニ重《ス》之《ヲ》一、我《カ》朝日本亦嗜愛《ス》矣。古今奇特《ノ》仙薬《ナリ》不レ可レ不《ンハアル》レ摘也。謂《ク》劫初《ノ》人与ニ天人一同《シ》。今人漸《ク》下《リ》漸弱《ク》四大五臓

喫茶養生記　巻上　序

入唐律師栄西録

茶也末代養生之仙薬、人倫延齢之妙術也。山谷生之、其地神霊也。人倫採之其人長命也。天竺唐土同貴重之。我朝日本昔嗜愛之。従昔以来自国他国倶尚之。今更可捐乎。況末世養生之良薬也。不可不斟酌矣。謂劫初時人四大地、肉骨。水、血。火、煖気。風、動作力。堅固、与諸天

身同。末世時人、骨肉怯弱、如朽木矣。針灸並痛、湯治亦不応乎。若好其治方者、漸弱漸竭、不可不怕者歟。伏惟天造万像、以造人為貴也。人保一期以守命為賢也。其保一期之根源、在養生。其示養生之術計、可安五蔵。肝・肺・心・脾・腎也。五蔵中心蔵為王乎。心蔵建立之方、喫茶是妙術也。厥忘心蔵則五蔵無力也。忘五蔵則身命危乎。寔印土耆婆往而隔二千余年。末世之血脈誰問乎。漢家神農隠而送三千余歳。近代之薬味詎理乎。然則無人于詢病相、徒患徒死也。有悞于請治方、空灸空損也。偸聞今世之医術則含薬而損心地、病与薬乖故也。帯灸而夭身命、与灸戦

如シレ朽タルカ。然者ラハ針灸並ニ傷リ湯治モ亦或ハ不レ応セ。若好ニハ此ノ治方一ヲ者、漸ク弱ク漸竭ン不レ可ルレ不ンハアルレ怕者歟カ。昔シ者医方不二シテ添削一セ而治ス。今人斟酌寡キカ歟。伏シテ惟レハ天造二ナス万像一ヲ、造レスヲ人ヲ為レ貴シト、人保ツ二一期ヲ一守ルヲレ命ヲ為レ賢コシト、其ノ保ツノ二一期ヲ一之源ト、在二于養生一ニ。其ノ示ス二養生之術一ヲ可シレ安ンス二五臓一ヲ。五臓ノ中心ノ臓ヲ為レ王ンカト乎。建二立スルノ心ノ臓一ヲ之方、喫スルレ茶ヲ是レ妙術也ナリ。厥ノ心ノ臓弱キトキハ則五臓皆生スレ病ヲ。寔ニ印土ノ耆婆往テ而二千余年、末世之ノ血脈誰カ診センヤ乎。漢家ノ神農隠レテ而三千余歳、近代ノ之薬味誰カ理センヤ乎。然ラハ則無レ人三于詢フニ二病相一ヲ、徒ニ患ヘ徒ニ危シ。有レ悞三于請フニ二治方一ヲ、空ク灸シ空ク損ス。偸ヒソカニ

故也。不如訪大国之風示近代治方乎。仍立二門示末世病相、留贈後昆共利群生矣。

于時承元五年辛未歳、春正月一日謹叙。

聞《ケハ》二今世《ノ》之医術《ヲ》一則含《テ》レ薬《ヲ》而損《ス》二心地《ヲ》一。病《ト》与レ薬乖《カ》故也《ナリ》。帯《テ》レ灸《ヲ》而夭《ス》二身命《ヲ》一、脈《ト》与レ灸戦《カ》故也《ナリ》。不レ如訪《テ》二大国《ノ》之風《ヲ》以《テ》示《ンニハ》二近代《ノ》治方《ヲ》一。仍《テ》立《テテ》三二門《ヲ》一而示《シ》二末世《ノ》病相《ヲ》一、留《メテ》贈《リ》二後昆《ニ》一共《ニ》利《セント》二群生《ヲ》一云《フノミ》耳。

于時建保二年甲戌歳春正月日叙《ス》

およそ、この両本に見られる本文の字句の相違は、この両本の序を照合することによってほぼ推定されよう。もっとも両本といっても、それぞれに異本があり、異本間にこれまた字句の出入りのあることも確かであるが、今はそこまで論及しない。

安永本

ところで、本書においてテキストとして選んだものは、この再治本系のものではあるが、それは上記の東京大学史料編纂所本、両足院本、群書類従本とも異なる一本である。その一本とは「京都寺町通六角下ル町、書林友松堂小川源兵衛」の刊記をもつものである。「小川源兵衛」は栄西の『興禅護国論』の重刊を、安永戊戌すなわち同七年になしており、おそらくこの一本の『喫茶養生記』も安永七年頃に刊行になったものとみられる。この一本をかりに安永本と呼ぶことにするが、この一本と同じ板木による「文化四丁卯五月穀旦、平安書林佐々木惣四郎梓行」の刊記をもつ重版本があり、爾来この版は文化四丁卯の年時を削って刊を重ねた。この安永本は文化四丁卯版がほとんど失われ、正体不明の無刊年時本として流布し、それが上記三本の再治本と体裁を異にし、またかなりの本文の相違をもったものであることから、これまで学者によって好ましくない一本と見なされた。一体、果たしてそうであろうか。

前に初治本と再治本とを比較するにこの『記』の序を挙げたが、上記の初治本、再治本のいずれも序は独立することなく、巻上の冒頭に掲げ、巻上の本文がそれに続いており、ことに初治本にあっては巻上は「巻上　序」とあるのであるが、安永本は序を独立させ、その字体も本文の字体と別にしている。寿福寺本は写本としては南北朝を降ることのない古いものであり、その寿福寺本が「巻上　序」の形式をのこしており、再治本も序と巻上の本文とを続ける形式を伝えていることから、安永本の序と巻上の本文とを別にする体裁は、後人が私意をもって改めたものとするのであるが、私はそうは思わない。一巻本が二巻本となり、一巻本の序を二巻本に整えるにあたり、この序を二巻本とするに最もそれを整えたものが、この安永本に見られるのであり、安永本はそれを伝える写本を底本として刊行になったものと、私は考える。

なるほど、栄西の『出家大綱』の刊本をみると、序と本文とは続いていて「出家大綱幷序」とあるが、それは小冊子であることの便宜のことでしかなく、序は建久六年に書かれ、その本文は五年後の正治二年に書かれており、もともとそれは別のものであったはずであり、このような一巻本ならいざ知らず、この『記』が上・下二巻本であってみれば、その序は上巻の序であっていいわけはなく、上・下巻に通ずるものでなくてはならないのであり、序は決して紛らわしいものであってはならないのであり、安永本があえてこれを本文と書体を異にする別立《べつだ》てのものとしているのは至当であり、また首肯される。

このことは同じ上・中・下三巻本の『興禅護国論』において、序が別立てになっているとことにも思い至ろう。

写本について

ここで考えられるのは、安永本の依った別本のこの『記』の写本があったろうことであり、再治本の両足院本はその跋のもつ年時、すなわち元禄七年に刊行になったものであろうが、安永本とこの両足院本との違いは、序の体裁、本文の相違を含めて、その依った原本が別のものであったろうことである。言い換えれば栄西がこの『記』を再治するに際して、幾度か筆を加えたであろう別々の自筆本があり、その別々の自筆本の別々の伝写本があったろうことである。そしてこの『記』の安永本は、『興禅護国論』が安永七年に重版された時、その伝写本の一本を得て、併せて同じ書房主の小川源兵衛によって刊行されたものと考える。憶測を逞しくすれば、安永版の『論』には栄西の自序とは別に、もう一つの作者不詳の序があり、高峰東晙の識すところによると、この序は栄西の八代の法孫の南叟竜朔の記した冊中に得たものというが、この序が誰かによって書かれた時に、この『論』の校訂がなされたもののごとく、『記』もあるいはこの序を書いた誰かの下にその写本が伝わり、それが安永本の底本となったのではなかろうか。安永本には下巻の末尾に作者不詳の跋を付するが、この跋は安永版の『論』の作者不詳の序と同一人の筆になるようにも思える。

安永本の評価

もちろん、安永本には「桑煎法」（巻下）のところで「四肢拘攣」とあるべきところを「四肢物率」と誤彫をしていたりし、欠陥が見いだされないではないが、この『記』の再治本として、再治の成果を示す写本によったものであり、よって従来「宜敷くない本」（諸岡存氏）とされた通説を取らないし、「後人が私意を以て改めたテキスト」（森鹿三氏）とする説もまた取らない。その評価はもとより人によって分かれるであろうが、虚心に見てこの安永本にはすぐれた点のあることを私は否定しない。

この安永本を重視しなくてはならない所以についてその一、二をいえば、初治本も再治本も、その巻上の「本草拾遺《ほんぞうしゅうい》に曰く」として引くに、「南人極めてこれを重ず」に終わっているのに対して、安永本はその尊重するのは「温疫《おんえき》の病を除けばなり」といっていることであり、この一語はここに当然あるべくしてあっていいはずであり、「白氏文集詩《はくしもんじゆう》に曰く」として、その詩を引いて「三、茶の功能を明かす」を結ぶに、その詩の後に「孝《こう》の文を観るに云く」、「宋人の歌に云く」、「本草拾遺に云く」として引いている一連の文に加えて、「上《かみ》は諸天の境界に通じ、下《しも》は人倫を資《たす》く。諸薬　各《おのおの》　一病を治す。唯茶のみ能く万病を治するのみ」といっているのは、序に「仍つて二門を立てて末世の病相を示し、留めて後昆《こうこん》に贈り、共に群生《ぐんじよう》を利せむと云ふのみ」といっていることに、正しく対応していわれていて、これがここにあって然るべき一語であると思われる。

初治本と再治本とを対照するに、初治本になくて再治本に見られるものの多くは、安永本もこれを受けているが、その初治本にも再治本にも見られないものを、上記の例に知られるようにとどめていることは、安永本の原本が再治本の系譜につながりながら、また別本の原本を継承するものであることを窺わせる。それは安永本を虚心に読む限り、後人が私意をもって改めたというようなものとは到底考えられなく、その依った別本の原本があったであろうことを思わせる。

もっとも、安永本に見られる跋文は、後人の加えたものであることは、論を俟たない。

この跋については、極めて杜撰なものとするもの（諸岡存氏）があるが、それはともかく、この跋の作者と安永本の本文の改訂者――私は改訂ではなく、写本の依用者と考える――とを同一人と断定することはできないとする説（森鹿三氏）には賛成であり、この跋はもとより後人の筆になるものであり、これをもってただちに安永本についてとやかくいうことは、もとより当たらない。

なお、この安永本を含めて再治本には、下巻末に「此記録後聞之……」の一文を付するが、この一文は再治に際して、栄西自身が付したものではなかろうか。

いずれにせよ、初治本、再治本共にこの『記』の栄西の自筆本が伝わらないことは、この『記』についてなにごとも決定的なことをいい得る判断を欠く。

さらに一言加えるならば、再治本にあっては、上・下巻の巻首にいずれも「入唐前権僧正法印大和尚位栄西録」とあるに対して、安永本はその「入唐」を「入宋」としていることに関して、跋に「入南宋」の語があることからそれによって改めたものという（諸岡存氏）が、『興禅護国論』には「大宋国天台山留学日本国阿闍梨伝燈大法師位栄西跋」と、栄西が自らの僧位をいうのに大宋国に留学したことを標榜していることからすると、入宋と記すところがあったとしても不思議ではない。同じ栄西の著の『出纒大綱』に「渡宋巡礼沙門　智金剛栄西記」といっているにおいてをやである。この場合においても誰かが私意によって改めたというのではなく、依った写本の相違という外はなかろう。

注　初治本については、森鹿三氏の校訂された『茶道古典全集』本を見るのが便宜である。ここに同氏の説として引いているものは、この全集本所収の本『記』の「解説」からである。また諸岡存氏の説については、同氏校註『喫茶養生記』のその解説による。初治本の寿福寺本については、「あとがき」でもふれたが、かまくら春秋社から発刊された影印本があり、同寺の蔵本を見ることは、今では至難ではない。

あとがき

栄西の『喫茶養生記』を私が初めて読んだのは、東大の旧制大学院に在籍した学生の頃ではなかったであろうか。顧みるにその記憶はもう遥かに遠い昔のことになる。禅と茶との関係について、資料の上にそれを確かめ知りたいと思ったのは、そのもう少し前のことであったが、何かなしにこの書を手にして読んだ。ただ、実をいうと、読んだとはいっても、この書に寄せた期待が必ずしも叶えられたというわけではなく、あまりにも文献ばかりが矢鱈《やたら》に引用されていて、読むには読んだものの、いっていることの通解ができないで戸惑った。

後年、栄西のことをいくらか調べることになり、この『記』を読み返すに、偶〻唐の陸羽の『茶経』や宋の蔡襄の『茶録』、それに徽宗皇帝の『大観茶論』などを禅文化史研究の上で調べていて、その連関から、この書のもつ意義を改めて知ることになった。もっとも、この書を味読するには、多くの漢籍にわたる豊かな知識を必要とし、決してなまやさしいことではできるものではないが、幸いに先学の労作にかかるその校訂、解説の書などもあり、それに和文に書き下したものもできていたりしていて、その恩恵に浴するものが少なくなく、難渋な漢文ながらも、読むにそんなに苦労することもなく、ついては率直にいって、この書のもつ意義を知るに、そんなに手間取るということはなかった。

この『記』をこうしたかたちにおいて刊行し得たことについても、その負うところに感謝の念を深くするものがある。

さきに『日本の禅語録』(講談社刊)をシリーズとして企画するに、その監修者の一人として加わり、その第一巻に『栄西』の自著を発刊したが、そのなかに『興禅護国論』とこの『記』とを収めるに、それを現代語訳し、それに注釈と解説とを添え、これを読みやすいものにすることを企てた。本書は、そのなかの『記』を、独立の一本にしたものであるが、解説にかなりの筆を加え、若干の補注を施し、また新たに一文をこれに載せた。

近年、茶道史の上にあっても、文献的研究がようやく多方面に及んで盛んになり、一般の茶の湯の嗜好者の間にも、それに関心をもつ人が多くなった。本書はそうした人達の要望にも、手頃な一冊本としていささか応え得るものがあるかと、ひそかに自負するが、完璧を期することはなかなかむつかしい。ただ、こうした古典は若い人達の間でも、ぜひ読んでほしいものと冀《こいねが》うに切なるものがある。思い出というものは、何につけてもなつかしいものであるが、この書がこうした新装本の一冊本としてまた世に出ることになったについては、蘇ったような楽しい清新の想いにかられる。

序として新たに解説に載せた一文は、鎌倉寿福寺蔵本であるその初治本（重要文化財）が、かつて「かまくら春秋社」から影印のうえ刊行された際、その解説篇の一冊に寄せたものである。ちょうどこの書の序として恰好のものと考えられるので、僅かばかりを補筆しここに収めた。

『喫茶養生記』の校注・現代語訳本として極めてすぐれたものに、森鹿三教授のそれ（『茶道古典全集』第二巻所収）がある。殊にこの書に付された補注は同教授の多年の研究成果の結晶によるものである。この現代語訳にあたっても、その恩恵に少なからず与った。ただし、本校注、現代語訳は底本を別にしていて、同教授のそれとは若干の相違を見ていることはいうまでもない。

顧みるにこれまでに本『記』の書き下し本、訳注本も、古くは諸岡存氏のそれをはじめとして、幾本か公刊になったものがある。それについては一々列挙することを略した。

鎌倉百道庵にて記す

著　者

昭和五十七年夏

千光法師明庵栄西略年譜

西暦	年号	年齢(数え歳)	事蹟
一一四一	保延 七年（七月一〇日永治に改元）	一歳	備中吉備津宮、神官の子として、この年四月二十日生まる。幼名千寿丸。俗姓は賀陽氏。薩州刺史貞政の曾孫という。母は田（王）氏。
一一四八	久安 四年	八歳	出家を志す。父に従って『倶舎論』頌を読む。この年、父母を辞して三井流の『倶舎論』、『婆沙論』を学ぶともいう。
一一五一	仁平 元年	一一歳	賀陽郡安養寺静心に師事。『倶舎論』、『婆沙論』の義を学ぶ。
一一五三	三年	一三歳	この年の秋、叡山に登る。天台の教観を習う。
一一五四	久寿 元年（一〇月二八日改元）	一四歳	落髪して栄西と称す。戒壇に登って受戒。この後、叡山と備中とを往還す。
一一五七	保元 二年	一七歳	静心没す。その遺言により密法を受くべく法兄の千命に従う。
一一五八	三年	一八歳	千命より虚空蔵求聞持法を受く。
一一五九	平治 元年（四月二〇日改元）	一九歳	叡山にいたり、有弁に従ってさらに天台の教を学び、大蔵経を閲す。
一一六一	応保 元年（九月四日改元）	二一歳	経論を研究すること久しく、入宋の志をいだく。
一一六二	二年	二二歳	天下に疫病流行し、父母を見舞って帰郷す。

一一六三	長寛　元年（三月二九日改元）	二三歳	叡山を下って備前の遍照院に住し、ついで同州の日応山に移り、三摩耶行を修す。
一一六七	仁安　二年	二七歳	伯耆大山に至って基好に密乗を受け、また叡山に登って顕意法師に密灌を受く。大山にあること一夏、入宋を祈って唐本『法華経』を得、渡海の願の成就することを自知する。十二月、帰郷して父母を辞し、鎮西宇佐宮に詣でる。
一一六八	三年	二八歳	正月、肥後の阿蘇山に詣り、渡海の平安を祈る。二月八日、博多に赴き、宋国通事李徳昭に遇い、宋国に禅宗の盛んであることを聞き、四月三日（十八日ともいう）、商船に乗じて入宋。同月二十四日（二十五日ともいう）、明州に至り、たまたま東大寺重源に出会う。五月十九日、天台山に登り、同月二十四日、万年寺に至る。翌二十五日、茶を羅漢に供す。九月、重源と共に帰国す。天台の新章疏三十余部六十巻をもたらして、天台座主明雲に呈す。栄西は入宋して明庵の号を虚《き》庵懐敞《あんえしょう》から授かったと伝えるが、明庵の号は明雲とのなんらかの関係があるが如くであり、早くに自ら称していたかも知れない。
一一六九	嘉応　元年（四月八日改元）	二九歳	叡山より備前の遍照院に帰り、伝法灌頂を行なう。備中に清和寺を建立したのはこの頃か。
一一七五	安元　元年（七月二八日改元）	三五歳	正月、『出纏大綱』、『胎口決』を書く。筑前今津に誓願寺が創建されるに及んで迎えられて住し、『誓願寺創建縁起』を書く。
一一七六	二年	三六歳	正月、『教時勘文』を書く。大蔵経を宋国に求める。七月、『入唐取経

			願文』、十月、『法華入真言門決』を書く。
一一七八	治承　二年	三八歳	七月、『法華経』を講ず。
一一七九	三年	三九歳	七月、『菩提心論別記』を書く。
一一八〇	四年	四〇歳	四月、『結縁一遍集』を書く。
一一八一	五年（七月一四日養和に改元）	四一歳	五月、『秘宗隠語集』を書く。
一一八三	寿永　二年	四三歳	十二月、『往生講私記』を書く。
一一八四	元暦　元年（四月一六日改元）	四四歳	重ねて入宋を志し、インドに赴いて釈迦の八塔を拝せんことを思う。
一一八五	文治　元年（八月一四日改元）	四五歳	『観音賢経』を書写す。後鳥羽天皇の勅により、神泉苑に雨を祈り、たちまち甘露の雨が降るに及んで「葉上」の号を賜る。また平頼盛の奏によって紫衣を賜るという。
一一八六	二年	四六歳	七月、高野山伝法院高覚房覚（玄）範の請いによって、『菩提心論口決』の稿を草する。
一一八七	三年	四七歳	正月、『菩提心論口決』を脱稿。三月、郷を辞し、再び入宋をはかり、四月十九日出航し、同二十五日宋国に入る。インドに赴かんとしたが、北蕃が強大となり、路が塞って通じないため果たされず。天台山万年寺の虚庵懐敞に参ず。郡主の請いによって祈雨をするに、その身より千光を発し、降雨を見るに至り、「千光」の号を帝に奏して賜ったという。

一一八八	四年	四八歳	万年寺三門の両廊の欠けたのを銭三百万を投じて修造し、また観音院、大慈寺智者の塔院を修造し、覧衆亭を建てる。
一一八九	五年	四九歳	『出家大綱』を編す。九月、虚庵より菩薩戒を受く。虚庵が天台山より天童山に移るに随って重ねて侍す。
一一九〇	建久元年（四月一一日改元）	五〇歳	天童山千仏閣の復興のため他日帰国の上、良材をいたして果たさんことを約す。
一一九一	二年	五一歳	大蔵経を閲すること三たび、虚庵より僧伽梨ならびに印記を受ける。この時明庵の号を授かったと伝えるも、事実かどうか。七月、帰国。楊三綱の船に乗って平戸葦浦に着く。戸部侍郎清貫のために小院（富春庵、後の千光寺）を創めて迎える。八月、この小院にて禅規を行なう。肥前に智慧光寺を建てて移る。ついで筑前に東林寺、徳門寺を創め、肥後の白髪岳に登って霊跡を拝し、また長門に聖蹤を礼し、共にそこに一宇を建て拘留孫山と号す。十二月、『釈迦八相』を書く。
一一九二	三年	五二歳	天童山千仏閣を再建のため巨材を舶送する。筑前香椎宮の側に建久報恩寺を建て、初めて菩薩大戒布薩を行なう。十二月、誓願寺大仙房にて『法華経』を書写す。
一一九三	四年	五三歳	筑後に千光院を創む。四月、高良山にいたり、神託によって『般若経』を読誦、神は院のために土地を割いて施す。
一一九四	五年	五四歳	大日能忍と併せて栄西の達磨宗停止を宣下せらる。
一一九五	六年	五五歳	博多に安国山聖福寺創建す。筥崎の良弁、叡山の講徒を誘って、栄西の禅の布教を止むべく朝廷に訴う。十月、『出家大綱』を重編す。

一一九六	七年	五六歳	この頃俊芿《しゅんじょう》律師来って密法を承け、禅要を問う。
一一九七	八年	五七歳	「未来記」を記す。
一一九八	九年	五八歳	『興禅護国論』三巻を撰す。
一一九九	正治　元年（四月二七日改元）	五九歳	鎌倉に赴く。瀬崎村の海蔵山大寧寺に居すという。九月、幕府不動尊像を彫刻し、ためにその点眼をなす。
一二〇〇	二年	六〇歳	正月、源頼朝の一周忌の法要を法華堂にて修す。閏二月、北条政子、義朝の旧趾亀ケ谷に、師を迎えて寿福寺を創む。八月、『受戒儀軌（出家大綱）』の稿を終わる。
一二〇二	建仁　二年	六二歳	二月、政子、義朝の沼浜の別荘を移して寿福寺の殿堂となす。三月、永福寺多宝塔成り、落慶導師となる。六月、頼家、朝廷に奏して京都に地を得て師に付す。師、百丈山の殿宇を摸して建仁寺を建つ。宣旨によって台・密・禅の三宗を併せ置き、禅院の外に真言院・止観院を構える。
一二〇三	三年	六三歳	実朝、師を尊崇すること厚し。
一二〇四	元久　元年（二月二〇日改元）	六四歳	二月、建仁寺僧堂の基をきずく。四月、「斎戒勧進文」、「日本仏法中興願文」を撰す。
一二〇五	二年	六五歳	三月、建仁寺官寺となる。
一二〇六	建永　元年（四月二七日改元）	六六歳	六月、東大寺重源、寂せんとするに際して、師より菩薩戒を受く。九月十八日、勅によって東大寺幹事職となる。
一二〇七	承元　元年	六七歳	この頃、栂尾明慧上人師の下に往来して参請す。

一二〇九	三年（一〇月二五日改元）	六九歳	三月、宗像祠座主色定房良祐、自らの親写した大蔵経の供養導師を師に請う。八月、法勝寺九層塔焼く。師に修造司塔の事を勅によって嘱す。
一二一一	五年（三月九日建暦に改元）	七一歳	正月、『喫茶養生記』（初治本）を撰す。二月、俊芿の宋より帰国するを博多に行って慰問す。四月、俊芿を建仁寺に迎える。七月、実朝、寿福寺に詣って聴法す。十月、実朝、宋本大蔵経を永福寺において写すべく、師に請うて慶讃す。また伊賀刺史朝光、永福寺の傍に一寺を建立し、その落慶の導師を師に請う。十二月、実朝、法華堂において文殊菩薩を供養するに師を導師として迎える。
一二一二	建暦　二年	七二歳	六月、実朝、寿福寺にあって聴法す。
一二一三	建保　元年（一二月六日改元）	七三歳	三月、実朝、寿福寺に来って演法を請う。また四月八日、寺に来って灌仏会をなす。五月、大師号の勅賜の議あるも、存生にその例がなきことから僧正に任ぜらる。時に京都に赴くも六月、鎌倉に帰る。十二月、実朝、師に請うて寿福寺に法筵を開く。和田義盛以下の亡卒の冤魂を解く。この歳の初め、建仁の間に播州清水寺の堂宇のことごとく焼失したものを復興す。
一二一四	二年	七四歳	正月、『喫茶養生記』（再治本）成る。六月、大旱。実朝これを憂えて、師について受戒す。十月、大慈寺にあって初めて舎利会を行なう。
一二一五	三年	七五歳	正月、『入唐縁起』を著わす。建仁寺に帰り、六月、布薩のついでに

七月五日入滅することを大衆に告げ、その日、椅に坐して寂す。全身を建仁寺護国院に葬るという。ただし、『吾妻鏡』には六月五日、寿福寺入滅とする。

KODANSHA

本書の原本は昭和五十七年九月、講談社出版研究所より刊行された。

古田紹欽（ふるた　しょうきん）
1911年，岐阜県に生まれる。東京帝国大学文学部印度哲学梵文学科卒業。北海道大学教授，日本大学教授，日本宗教学会・日本仏教学会・日本印度学仏教学会各理事，財団法人松ヶ岡文庫長を歴任。文学博士。2001年没。
著書——『日本仏教思想史』『白隠—禅とその芸術』『仙厓』『禅僧の遺偈』『草庵茶室の美学』『正法眼蔵の研究』など多数，『古田紹欽著作集』全14巻。

講談社学術文庫

定価はカバーに表示してあります。

栄西《えいさい》　喫茶養生記《きつさようじようき》

古田紹欽《ふるたしようきん》

2000年 9 月10日　第 1 刷発行
2024年10月 4 日　第14刷発行

発行者　篠木和久
発行所　株式会社講談社
東京都文京区音羽 2-12-21 〒112-8001
電話　編集（03）5395-3512
販売（03）5395-5817
業務（03）5395-3615
装　幀　蟹江征治／山岸義明デザイン室
印　刷　株式会社広済堂ネクスト
製　本　株式会社国宝社

ISBN4-06-159445-1

「講談社学術文庫」の刊行に当たって

これは、学術をポケットに入れることをモットーとして生まれた文庫である。学術は少年の心を養い、成年の心を満たす。その学術がポケットにはいる形で、万人のものになることは、生涯教育をうたう現代の理想である。

こうした考え方は、学術を巨大な城のように見る世間の常識に反するかもしれない。また、一部の人たちからは、学術の権威をおとすものと非難されるかもしれない。しかし、それはいずれも学術の新しい在り方を解しないものといわざるをえない。

学術は、まず魔術への挑戦から始まった。やがて、いわゆる常識をつぎつぎに改めていった。学術の権威は、幾百年、幾千年にわたる、苦しい戦いの成果である。こうしてきずきあげられた城が、一見して近づきがたいものにうつるのは、そのためである。しかし、学術の権威を、その形の上だけで判断してはならない。その生成のあとをかえりみれば、その根は常に人々の生活の中にあった。学術が大きな力たりうるのはそのためであって、生活をはなれた学術は、どこにもない。

開かれた社会といわれる現代にとって、これはまったく自明である。生活と学術との間に、もし距離があるとすれば、何をおいてもこれを埋めねばならない。もしこの距離が形の上の迷信からきているとすれば、その迷信をうち破らねばならぬ。

学術文庫は、内外の迷信を打破し、学術のために新しい天地をひらく意図をもって生まれた。文庫という小さい形と、学術という壮大な城とが、完全に両立するためには、なおいくらかの時を必要とするであろう。しかし、学術をポケットにした社会が、人間の生活にとってより豊かな社会であることは、たしかである。そうした社会の実現のために、文庫の世界に新しいジャンルを加えることができれば幸いである。

一九七六年六月

野間省一

夢中問答集

夢窓国師《むそうこくし》著／川瀬一馬校注・現代語訳

仏教の本質と禅の在り方を平易に説く法話集。悟達明眼の夢窓が在俗の武家政治家、足利直義の問いに懇切丁寧に答える。大乗の慈悲、坐禅と学問などについて、欲心を捨てることの大切さと仏道の要諦を指し示す。

1441

歎異抄

梅原 猛全訳注（解説・杉浦弘通）

大文字版

流麗な文章に秘められた生命への深い思想性。悪人正機、他力本願を説く親鸞の教えの本質とは何か。親鸞の苦悩と信仰の極みを弟子の唯円が書き綴った聖典を、詳細な語釈、現代語訳、丁寧な解説を付し読みとく。

1444

栄西 喫茶養生記

古田紹欽全訳注

大文字版

日本に茶をもたらした栄西が説く茶の効用。中国から茶の実を携えて帰朝し、建仁寺に栽培して日本の茶の始祖となった栄西が著わした飲茶の効能の書。座禅時に眠けをはらう効用から、茶による養生法を説く。

1445

蓮如［御文《おふみ》］読本

大谷暢順《おおたにちょうじゅん》著（解説・前田惠學）

真宗の思想の神髄を記した御文を読み解く。蓮如が認めた御文は衰微していた本願寺再興の切り札となった。親鸞の教えと蓮如の全思想が凝集している御文十通を丁寧に読み解き、真宗の信心の要訣を描き示す。

1476

般若心経

金岡秀友校注

大文字版

「般若心経」の法隆寺本をもとにした注釈書。「般若心経」の経典の本文は三百字に満たない。本書は法隆寺本梵文と和訳、玄奘による漢訳を通して、その原意と内容に迫る。仏教をさらに広く知るための最良の書。

1479

修験道 その歴史と修行

宮家 準著

平安時代末に成立した我が国固有の山岳信仰。山岳を神霊・祖霊のすまう霊地として崇め、シャーマニズム、道教、密教などの影響のもとに成立した我が国古来の修験道を、筆者の修行体験を基に研究・解明する。

1483

聖書百話

北森《きたもり》嘉蔵《かぞう》著

神とは誰か、信仰とは何か、そして人はいかに生きるべきか……。これらへの答えは聖書にある。神、イエス・キリスト、聖霊、信仰、教会、終末等々の主題の下に、聖書に秘められた真のメッセージを読み解く。

1550

無門関を読む

秋月《あきづき》龍珉《りょうみん》著

無の境地を伝える禅書の最高峰を口語で読む。公案四十八則に評唱、頌を配した『無門関』は『碧巌録』と双璧をなす名著。悟りへの手がかりとされながらも、難解で知られるこの書の神髄を、平易な語り口で説く。

1568

一日一禅

秋月龍珉著（解説・竹村牧男）

師の至言から無門関まで、魂の禅語三六六句。柳緑花紅、照顧脚下、大道無門。禅者が、自らの存在をその一句に賭けた禅語。幾百年、師から弟子に伝わった魂に食い入る禅語三六六句を選び、一日一句を解説する。

1598

空の思想史 原始仏教から日本近代へ

立川武蔵著

一切は空である。仏教の核心思想の二千年史。神も世界も私すらも実在しない。仏教の核心をなす空の思想は、絶対の否定の果てに、一切の聖なる甦りを目指す。印度・中国・日本で花開いた深い思惟を追う二千年。

1600

正法眼蔵随聞記

山崎正一全訳注

道元が弟子に説き聞かせた学道する者の心得。修行者のあるべき姿を示した道元の言葉を、高弟懐奘が克明に筆録した法語集。実生活に即したその言葉は平易で懇切丁寧である。道元の人と思想を知るための入門書。

1622

インド仏教の歴史 「覚り」と「空」

竹村牧男著

インド亜大陸に展開した知と静の教えを探究。菩提樹の下のブッダの正覚から巨大な「アジアの宗教」へ。悠久の大河のように長く広い流れを、寂静への「覚り」と一切の「空」というキータームのもとに展望する。

1638